SIGHT UNSEEN

MELVYN GOODALE / DAVID MILNER

もうひとつの視覚

〈見えない視覚〉はどのように発見されたか

メルヴィン・グッデイル／デイヴィッド・ミルナー

鈴木光太郎・工藤信雄［訳］

新曜社

ジョアンとクリスチーヌへ
その忍耐と助力に感謝して

Preface

はじめに

もう三十年以上も前のことになるが、私たち二人は、スコットランドのセント・アンドリュース大学で同僚になり、共同研究を始めた。しかし、その十五年後に起こった出来事がなければ、この本が書かれることはなかったろう。その出来事とは、ディー・フレッチャーとカルロという魅力的な二人が、私たちの人生に入り込んできたことだ。

私たちが最初にディーの脳損傷の影響を調べたとき、おりしも、神経科学では、視覚によって誘導される運動についての新たな展開がいくつかあった。これが私たちを理論的な考えに誘い、前著の『行動する視覚脳』（オックスフォード大学出版局、１９９５年）として結実した。本書は、それ以降の研究成果もとり入れ、この考えを専門家以外の方々にも知っていただきたいという願いのもとに書かれている。

ディーとカルロは、私たちに協力を惜しまなかった。そしてその協力ぶりは、いつも楽しげだ。とくに、ディーは彼女の視覚世界を私たちに伝えようと、何度となく長時間におよぶ実験に参加してくれた。二人には、ただただ感謝するばかりである。私たちが彼らから教わったのは、視覚脳のことだけではない。人間がいかに重い障害を毅然と乗り越え、充実した幸福な生活を送ることができるかということも、彼らが教えてくれたことのひとつだ。なお、本書に登場するすべての脳損傷患者と同様、ディー・フレッチャーという名前は仮名だが、ＤＦというイニシャルは本物である。

多くの共同研究者の方々には、これまで知的にも実際的にも協力していただいた。とくに、サルヴァトーレ・アリオーティ、デイヴィッド・ケアリー、ジェイソン・コノリー、ジョディ・カルハム、クリス・ディカーマン、リチャード・ダイド、アンジェラ・ハフェンデン、モニカ・ハーヴェイ、デイヴィッド・ヒーリー、ヤオピン・フー、キイス・ハンフリー、ローナ・ジェイコブソン、トム・ジェイムズ、マルク・ジャヌロー、ジョナサン・マロッタ、ロブ・マッキントッシュ、フランソワ・ミシェル、マルク・モンウィリアムズ、ケリー・マーフィー、デイヴィッド・ペレット、イヴ・ロセッティ、そしてフィリップ・セルヴォスに感謝したい（アルファベット順）。また、リン・ミッチェルには、何回かにわたるＤＦのカナダへの旅行に際して細々としたすべてのことでお世話いただいた。彼女にも感謝の意を表わしたい。

ジョナサン・キャント、ツヴィ・ギャネル、ポール・ミルナー、セヴェリーノ・ポレット、レオン・シュレットからは草稿について貴重なコメントを頂戴した。ケネス・ヴァルイヤー、ティム・アンドリュース、ユージン・マクソリー、ジェニファー・スティーヴスには、図やイラストを描いていただいた。以上の方々に感謝申し上げる。

Contents

目次

装幀＝虎尾　隆

Prologue

プロローグ

五感のうち、私たちの心的体験の大部分を占めているのは視覚である。視覚体験は、きわめて豊かで詳細である。そのため、私たちは、外界そのものとその体験とが違うということにさえほとんど気づかない。外界を見ずに、ただそれについて考えるときも、どう見えるかをイメージせずにはいられない。

では、その豊かな視覚体験はどこからくるのだろう？　多くの人は、視覚とは（まるで、私たちがとても精妙なカメラにすぎず、頭のなかにあるテレビ画面に外界を忠実に映し出しているかのように）たんに外界を見て、見えるものを記録することだ、と思っている。頭のなかに外界の映像があるというこの考えには、なにかしら説得力がある。しかし実は、この考えは誤解を生むだけでなく、本質的に間違っている。

視覚は、外界に眼を向け、頭のなかの画面にその映像を映し出すことにとどまるわけではない。

私たちの脳は、外界を再現するだけではなく、それを理解しなければならない。実際、脳は、居間のテレビに映し出されている映像を理解するために懸命に働く必要があるのと同じように、現実世界そのものを理解するために働く必要がある。つまり、脳のなかにテレビ画面があると仮定しても、説明したことにはならない。（私たちの頭のなかの画面をいったいだれが見ているというのだろう？）しかし、もっと根本的な問題は、私たちが視覚的に体験していることだけがいま見えているものではない、ということである。視覚のもっとも重要な働きのなかには、意識にのぼらないものもあるからだ。

視覚がどのように働いているかを知るには、その調子が悪いときに（眼だけでなく、脳がうまく働かないときも含めて）なにが起こるかを調べるやり方がある。脳に特定の損傷を受けた人の視覚の性質を研究してわかったのは、視覚の働きには私たちの素朴な理解に反するものがある、ということである。症例によっては、患者がどのような体験をしているのか容易に理解できるものもある。しかし、この本に登場する、私たちがディー・フレッチャー（DF）と呼ぶ女性の場合のように、患者の眼を通してどんな世界が見えているのかを理解するのが驚くほど困難な症例もある。

脳が壊れると視覚がどのように損なわれるかを研究する場合、問題を意識的な視覚体験への影響に限る必要はない。もちろん、脳損傷患者が私たちに語るのは、意識的な視覚体験である。その視覚障害について語るとき、彼らは外界の意識体験について述べている。つまり、私たちと同様、語れるのは自分が気づいていることだけである。しかし、彼らになにが見えているかを知るにはこれ以外の方法もある。彼らの言うことだけに耳を傾けるのでなく、その行動にも着目すると、彼ら自身も意識していない、ほかの視覚障害が浮き彫りになるかもしれない。たとえば、患者によっては、自分に見えると思っている以上のものが見えていることがある。

脳損傷によって引き起こされる視覚障害を理解しようとすると、もっと根本的な問題にたどり着く。そもそも私たちにはなぜ視覚が必要なのだろうか？　この本で私たちがとる立場は、視覚が必要なのは二つのまったく異なる理由からで、それら二つの理由は相補的関係にある、というものだ。まず第一に、視覚が必要なのは、外界についての詳細な知識を得るためである。そうした知識によって、時々刻々ものを認識できるようになる。第二に、視覚が必要なのは、外界のなかで自分のいま現在の行為を誘導するためである。これら二つの役割はまったく異なり、自然は、それぞれの役割ごとに別の視覚システムを私たちに付与した。第一のシステムは、私たちのよく知るシステムであり、意識的な視覚体験をもたらす。このシステムの働きにより、ものを認識し、外界についての知識を構築することが可能になる。第二のシステムは、動き回ったり、ものと相互作用したりするのに必要な運動の視覚的制御を行なう。このシステムは意識される必要はないが、迅速かつ正確でなければならない。このシステムについては、あまり研究が進んでおらず、不明な点も多い。

ひとつの脳のなかに二つの視覚システムがあるという考えは、初めは直観に反している（あるいは合理的ではない）ように思える。とくに、専門家でない人にとっては信じがたいことかもしれない。実際つい最近まで、大方の視覚研究者は、この考えを仮説としてまじめにとりあげてこなかった。外界についての私たちの視覚体験があまりに強烈であるため、まったく意識されない別の視覚システムが存在し、身体の動きを誘導しているとはどうしても考えにくいからである。コーヒーカップという認識を生じさせる視覚的イメージが、コーヒーカップを持ち上げる際の手の動きを誘導する視覚的イメージと同じものだというのは、直観的に自明のことのように思える。しかし、この信念は幻想である。この本で見ていくように、外界についての視覚体験をもたらしてくれる視覚システムは、動きを誘導するシステムと同じではないのだ。

第1章 痛ましい事故

私たちが初めてディー・フレッチャー（ＤＦ）の存在を知ったのは、１９８８年5月、スコットランドのセント・アンドリュース大学でのことだった。ある晴れた朝、アバディーン大学の友人から、思いがけない電話があった。彼はミラノから戻ったばかりだった。ミラノ滞在中に、彼は、ある若いスコットランド人女性がイタリアの新居で痛ましい事故に遭ったということを聞いた。その事故で、彼女の視覚能力は大きく損なわれたらしかった。いま、彼女は、両親のもとで数か月を過ごすためにスコットランドに里帰り中だという。彼は、彼女を検査してみる気はないか、と言った。私たちは、彼女のお役に立てるならそうしましょう、と答えた。とはいえ、研究という観点からすれば、その症例から新しいことは期待できそうになかった。その後すぐに、イタリアから臨床検査結果のコピーが届いたが、それに目を通して、なおさらこの感は強まった。明らかに、視覚機能が大きく損なわれていた。彼女の視覚障害は、顔の認識能力や単語を読む能力といった単一の能力に限定されたものではなかった。脳がどう働いているかに関心を寄せる心理学者や神経科学者がこれまで夢中になって研究してきたのは、もっぱらそういった単一の能力だけが失われた例だった。ともかく、私たちは彼女と会う日を決めた。

数日後、ＤＦはセント・アンドリュース大学の私たちの研究室にやってきた。彼女に付き添ってきた母親は、一人娘の身に起きたことに、見るからに動揺していた。ＤＦは小柄で、小奇麗な身なりをした三十代前半の女性だった。初めは少し遠慮がちだったが、しばらくすると、自分に降りかかった不幸を私たちに伝えようと話し始めた。その話しぶりは、教養豊かで自信に満ちた女性だということをうかがわせたが、彼女がいまは自分の状態に当惑し、苦しんでいることは明らかだった。彼女と母親が、それまでの彼女の生活や、それが異常な事故によって一変してしまったことを話すにつれて、なにが起きたのかがしだいに明らかになっていった。

ＤＦはスコットランドで生まれ、幼少期をそこで過ごしたが、その後、研究者だった父親の仕事の関係で、カリブ海やアフリカなど、ほかの国々で生活を送った。現在はイタリアに住み、ナイジェリアで出会ったイタリア人技師の夫カルロと暮らしていた。ＤＦは、大学で経営学の課程を修了していた。そこで得た知識と流暢なイタリア語（とほかのいくつかの外国語）の能力のおかげで、イタリアでフリーの商業翻訳家として働くことができた。彼女が幅広い興味を持つ、活動的で陽気な女性だったことは、はっきり見てとれた。アフリカにいるときには、馬術で優秀な成績をおさめ、事故に遭うまでの二年間は、自家用飛行機の操縦法を学んでいた。彼女たち夫婦は、充実した幸せな日々を送っていた。しかし悲しいことに、１９８８年2月の運命の日から、彼女たちの生活は永

ボックス　1・1　一酸化炭素中毒

一酸化炭素（CO）は透明な無臭の気体で，ガソリンや石油，プロパンガス，木材などの燃料が燃えるときに発生する。このときに換気がうまくいかないと，一酸化炭素が蓄積し，危険な状態になる。一酸化炭素中毒は，一酸化炭素が血中の酸素と置換されることによって（一酸化炭素は酸素分子よりもヘモグロビン分子と結合しやすいため）起こる。この中毒に共通して見られる症状は，頭痛，めまい，脱力感，吐き気や嘔吐，胸の痛み，精神錯乱である。高濃度の一酸化炭素は，昏睡を引き起こし，死に至ることもある。実際，一酸化炭素中毒は，不慮の中毒死の原因のトップである。死に至るのは，脳から酸素がなくなる，つまり酸欠の状態が引き起こされるからである。

酸欠は，体内の器官に十分な血流がありながら，その器官に供給される酸素が欠乏している状態のことをいう。低酸素症は，酸欠の軽い症状である。脳はとくに酸素の欠乏に弱く，脳細胞は，数分酸素が供給されないだけで，機能を停止してしまう。

遠に変わってしまった。

その日、ＤＦは、ミラノ北部の小さな村にある、購入して改築を施したばかりの自宅でシャワーを浴びていた。シャワーの湯は、プロパンガスで沸かしていた（南ヨーロッパの一般家庭では、いまもプロパンガスがよく使われている）。あとでわかったことだが、この湯沸かし器の換気がうまく働いておらず、一酸化炭素がしだいに浴室に充満していった。一酸化炭素は無臭なので、ＤＦはそれに気づかなかった。そのため、血液中に入った一酸化炭素が酸素と置き換わり、やがてＤＦは昏睡状態に陥った。カルロの帰宅があと少しでも遅かったら、彼女は息絶えていたに違いない。カルロは彼女に人工呼吸を施し、地元の病院に担ぎ込んだ。彼女は一命をとりとめた。もしもっと早期に専門的な治療を受けていれば、脳損傷の程度がずっと軽くて済んでいた可能性もあった。とはいえ、なんとか彼女は生き延びた。

一酸化炭素中毒で助かった人たちの大多数には、目立った神経学的影響は見られない。しかし、ＤＦが意識を取り戻したとき、カルロには、彼女がこの幸運な大多数に入らないということがわかった。彼は最悪の事態を恐れた。彼女はまわりに注意を払い、話すこともまた言われた内容を理解することもできたが、なにも見えなかったのである。そのため、地元の医師が最初に下した診断は「皮質盲」だった。これは、脳の後頭部にある一次視覚野が損傷を受けることによって引き起こされる状態で、すべての視覚体験を奪ってしまう。しかし、病院に運ばれてから数日経つと、徐々にではあるが、ＤＦは意識的な視覚体験を取り戻し始めた。彼女が覚えている最初の視覚体験は、鮮明な色の感覚である。ベッドの脇にあった花瓶に挿してある花の赤や緑、窓の向こうの空の青や白が見えた。彼女はカルロに、彼が前日に着ていたのと同じ青いセーターを着ていると言った。明らかに、彼女は皮質盲ではなかった。

フレッチャー夫人は、娘に付き添うためイタリアに飛んだ。彼女が病室に入っていくと、ＤＦは来たのが母親だとわからず、母親はその様子を見て落胆した。しかし声を聞くと、母親だとすぐにわかった。母親はＤＦと話してゆくうちに、ＤＦが日々の出来事を覚えており、いつも通りに話すということが明らかになって、ひとまず胸をなでおろした。母親は、娘の障害は確かに深刻だが、その大部分は、ものを見てそれを理解することに限られているようだということがわかった。たとえば、ＤＦはものをつかんでそれを感触で調べた場合には、容易にそれがなにかを言うことができた。

次の日、ＤＦと母親がコーヒーを飲みながらおしゃべりをしていたときのこと。母親がカップを手渡したとき、ＤＦはかなり驚くようなことを言った。「お母さん、とっても変なんだけど」と前置きして、「お母さんの手の甲にちっちゃな毛があるのが、とてもはっきり見えるの！」と言った。

このことばに驚きながら、母親は、ＤＦの視覚が回復途上にあるのかもしれないと考えた。しかし、喜びもつかの間で、ＤＦは、細かいものははっきり見えても、全体としての手の形はわからない、とつけ加えた。実際、自分のまわりにあるものの形となると、まったくわからないことがすぐに明らかになった。物体にそれ特有の色や特徴的なテクスチャー（つるつるやざらざら）などがないと、それがなんなのかわからなかった。数日が経ち、数週間が過ぎると、悲しいかな、ＤＦの視覚が回復する見込みがないことが、だれの目にも明らかとなった。

形なき視覚

この話からわかったのは、ＤＦの視覚障害は、脳の広範囲の損傷によって引き起こされるような、視覚システム全般の機能低下によるものではない、ということだった。たとえば彼女は、物体どうしを区別するのに形を利用できなくとも、表面の細部や色を利用することができた。のちに私たちがセント・アンドリュース大学で行なった厳密な検査からも、ＤＦが表面の特性を見ることができるというこの能力が確認された。彼女は色を見てその色名を正しく言えただけでなく、同じ色の濃淡の違いもはっきりと区別できた。彼女は、多くの物体の表面の特徴を見分けることも可能で、この能力によって、どんな素材でできているかがわかった（カラー図版1の上の図を参照）。そのため、物体が赤いプラスチックでできているか、つやのある金属でできているかはわかったが、一方、形や機能については推測するだけだった。ただし、場合によっては、写真に写った物体がどんな種類

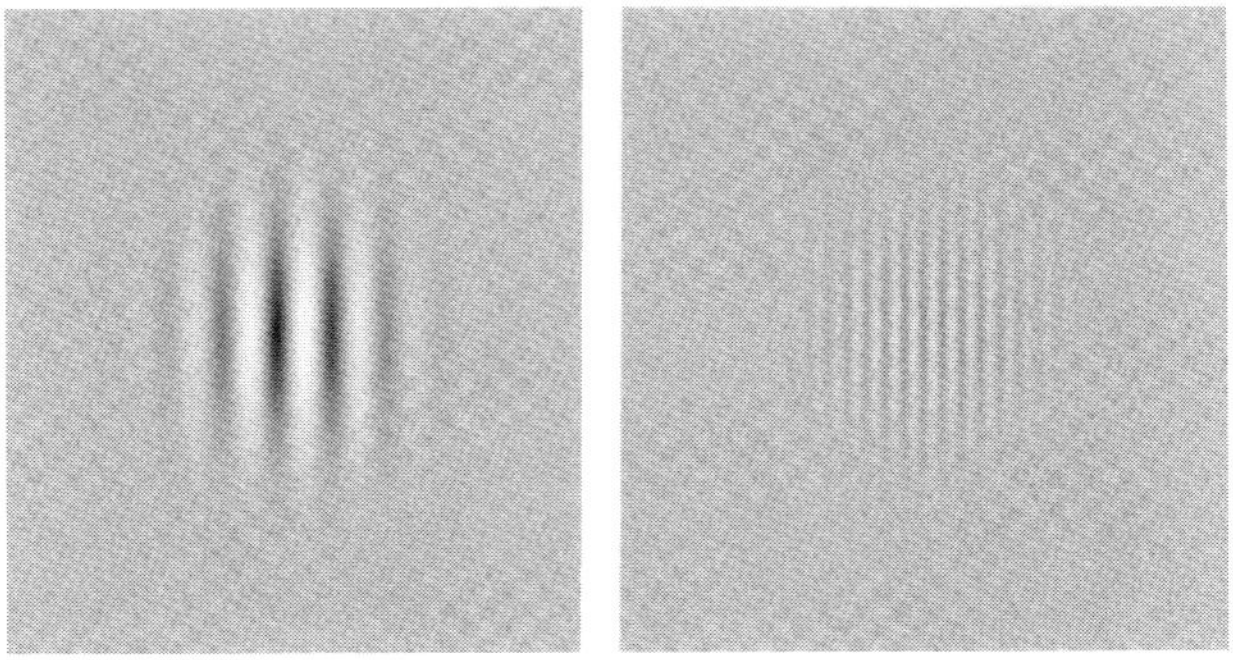

図 1·1
細部を見るDFの能力を検査するために用いられた「縞」パターンの例。視角（眼に張る角度）1度あたりの縞の本数を，そのパターンの空間周波数と呼ぶ。左側の縞の空間周波数は低く，右側の縞の空間周波数は高い。それぞれのパターンごとに，縞のコントラストを変化させ，どれぐらいのコントラストがあれば，均一な明るさの背景と縞を安定して弁別できるかを測定した。DFはこれらのかすかなパターン——とくに高い空間周波数のパターン——をかなりよく検出できた。しかし，その縞の向きが水平か垂直か斜めかはわからなかった。

のものかを判断する際に、色や表面の特徴が大いに役立つこともあった（黄色い色からバナナ、表面の小さなつぶつぶからイチゴ、といったように。別の例は、カラー図版1の下の図を参照）。

私たちは、（手の甲の毛やイチゴの表面のつぶつぶのような）細部がはっきりと見えるＤＦの能力を、コンピュータ画面上に縞のパターンを提示することで検査した（図1・1参照）。灰色の背景上におかれた細い縞の円（縞の平均輝度は背景と同じにしてあった）を検出する課題を行なったところ、彼女は視覚健常者と同程度にこの課題ができた。ところが、驚いたことに、縞模様が画面上に出ていることはわかるのに、その縞の向きが水平か垂直かを言うことはまったくできなかった。彼女が視覚健常者と同程度に細部を見ることができたという事実から、物体の形がわからないという彼女の障害についてすぐ思い浮かぶ説明が排除できる。すなわち、彼女には、近視の人がメガネをかけないで見るときのように、ものがぼんやり見えているわけではない。ＤＦは、近視の人とは異なり、細部を見ることができた。彼女がわからなかったのは、物体の縁《エッジ》や輪郭であった。縞が水平か垂直かを見分けられなかったということは、この能力の欠損がいかに特殊かを示している。

DFは、その視覚世界を、統合された完全な体験として回復することはなかった。彼女に見える世界は、依然として形を欠いている。そのため、事故から十五年以上経ったいまでも、形だけにもとづいては、それがなにかがわからない。たとえば、紙に印字された短い単語も、友人や親戚の顔も、さらには日用品の絵や写真もわからない。テレビ（白黒の画像の場合にはとくにそうだ）を見続けるのもきわめて困難だ。一方、視覚障害者のために俳優や著者が朗読した小説の音声カセットを聞くことはでき、それが楽しみのひとつになっている。

私たちは、DFが背景と物体を分離するのにも問題があることに気づいた。こうした分離は、物体がなんであるかを理解する際に、脳がとる最初の基本ステップである。DFは、物体どうしが「溶け合っている」ように見えると述べた。たとえば、ナイフとフォークのような類似した色を持つ隣り合った二つの物体は、形のないひとつの塊のように感じられる。逆に、ひとつの物体が色の異なる二つの部分からなる場合には、それが二つの異なる物体に見えたりする。

私たちは早くから、DFが三角形や正方形、長方形、菱形といったもっとも単純な幾何学図形を見ても、その形を言えないことに気づいていた。そこで、いろいろな形の線画や、白い背景上に描かれた黒く塗りつぶされた形を提示することから始めた。しかし、輝度（明るさ）ではなく色だけが背景と異なる形を彼女に見せた場合には、形がわからなかった。つまり、色は見ることができたが、色と色の間の境界を見ることはできなかった。また、ランダム・ドットから構成される形――形を構成するドットが、背景のドットとは異なるテクスチャーを持っている――もわからなかった。

さらに、ドットからなる区画が、同じようなドットからなる静止した背景に対して動いた場合にも、「動きによる形」は見えなかった。視覚健常者では、その区画が動くと即座に形が見え、その動きが止まると即座に形が「消え去って」しまう。この条件下では、DFは、なにかが動くのが見え、それがどの方向に動いたかを言うこともできたが、それがどんな形をしているかを言うことはできなかった。要するに、形が輝度、色、テクスチャーあるいは動きのどれで規定されていても、DFは形を認識することができなかったのである（カラー図版1中央）。

物体や線画を見てもなにかわからないというDFの障害は、その物体に対する適切な名前を見つけることができないということではないし、一般的な物体がどう見えるかを知らないとか、覚えていないということでもない。彼女の障害は、もっと基本的で「視覚的」な障害である。DFは、日常的な物体の線画や幾何学図形の線画を模写するのもかなり困難だった（図1・2参照）。物体の絵がなにかがわからない患者のなかには、見えるものを線一本に至るまで正確に模写し、結果的にそれとわかる絵を描き上げる人もいる。しかし、DFは、模写するために絵の構成要素を拾い上げることすらできない。おそらく、そのような患者とは異なり、DFの障害は、明瞭な視覚体験を解釈することにではなく、そもそもそのような明瞭な視覚体験を持てないことにあった。

さらに、DFは模写はできないのに、記憶を用いれば、多くの一般的なものの絵を描くことができた。たとえば、「リンゴを描いて」とか「家を描いて」と言われると、上手にリンゴや家を描いた。彼女の絵は完璧とは言えず、眼を閉じて描いているのに近いものだった。というのも、彼女は自分が描いているものを視覚的に確認できなかったからである。時折、絵の部分的な配置がおかしいこともあった。これは、ページからいったん鉛筆を離してまた戻すと、元の場所に戻せるとは限らなかったからである。しかし、彼女がそこそこに絵を描けるという事実は、模写における障害が、絵を描くという能力を失ったのでも、物体がどのように見えるかという一般的知識を失ったのでもないということを意味する。もちろん、ＤＦは、自分が描いた絵を見せられても、ほかの絵と同様、なにが描かれているかがわからない。

「記憶から描く」場合、ＤＦは、事故に遭う以前に持っていた視覚体験に頼っている。事故に遭って以後は、新しい視覚情報によってその記憶が更新されることはなかったものの、豊かな視覚的記憶と視覚的知識を持っているようだった。（もちろん、ＤＦは、時折小さな日用品を手にとって、

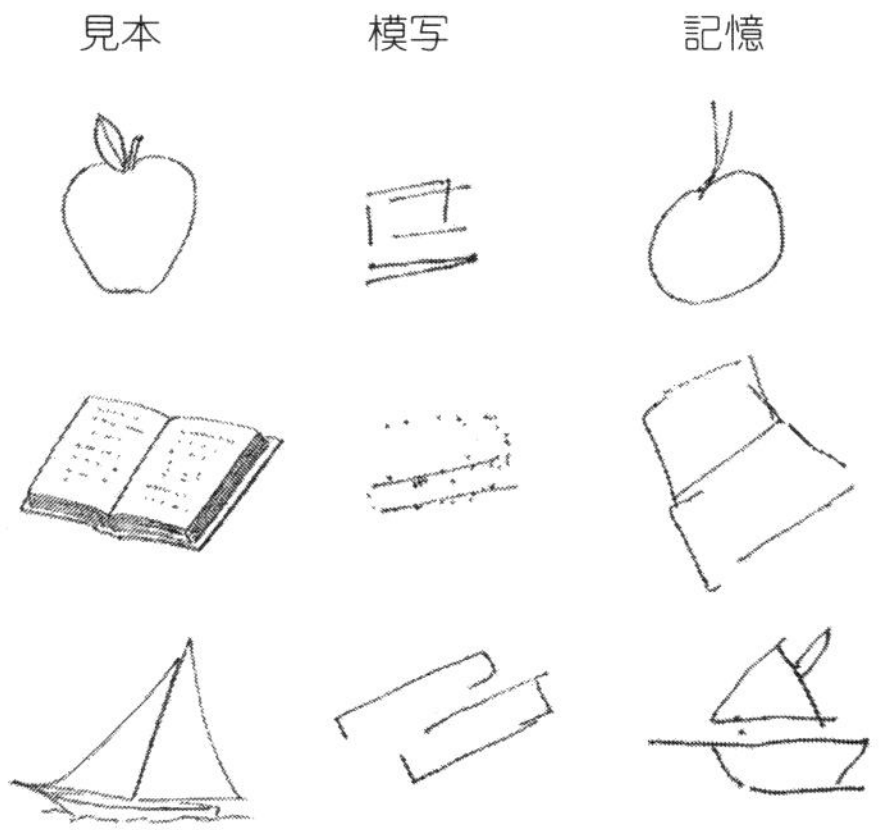

図 1・2
DFは，左側の3つの線画を見ても，なにかわからなかった。実際，それらの線画を模写しても，中央に示したように，なにとわかるほどではない。本の模写では，確かにもとの線画のいくつかの要素を取り込んでいる（たとえば，小さな点は文章を表わしている）が，模写は全体としてのまとまりを欠いている。結局，彼女は自分が模写しているのがなにかわからなかった。DFが線画を模写できなかったのは，紙の上で鉛筆を動かす時，指や手の動きを制御できなかったからではない。というのは，別の機会に，記憶で（たとえば）リンゴを描くように頼むと，右側に示したように，はっきりそれとわかるように描けたからである。DFには，リンゴがどのような形をしているかについての記憶が依然としてあったので，描けたのだろう。しかし後から，自分が記憶で描いた絵を見せられても，それがなにかはわからなかった。Milner, A.D. & Goodale, M.A.（1995）*Visual brain in action*. Oxford University Press, Figure 5.2より。

触覚の助けを借りてその物体の形を思い出してもいた。）彼女は、物体の外見に関するこうした一般的知識によって、見慣れたものの視覚的イメージを意識に呼び起こし、それについて話したり考えたりすることができる。

私たちは「心の眼」でものを見る能力によって、実際に物体が存在しなくても、心のなかでその物体をイメージして操作を加えることができる。たとえば、ある動物が身体よりも長い尾を持っているかどうか尋ねられたとしよう。このときには私たちは、その動物の視覚的イメージを思い起こそうとするだろう。このイメージを調べることで、たとえばネズミは身体よりも長い尾を持っているが、ウシはそうではないとわかる。ＤＦも、ほとんどの人たちと同じように、そうすることができ、つねに正答する。彼女は、もっと複雑な心的操作もできる。たとえば、「大文字のＤを思い浮かべ、その平らな部分が下になるように回転したとします。次に、それを大文字のＶの上においてみましょう。こうすると、なにに見えますか？」たいていの人々はコーンの上にアイスクリームが載っていると答えるだろうし、ＤＦもそう答える。

このようにＤＦは、脳損傷によって見えなくなったものをイメージすることができる。これは、心のなかのイメージの操作が、外界に存在するものを見る脳の部分とまったく同じ部分を用いているわけではないということを意味する。いずれにしても、もし視覚的イメージがこれらの脳の部分に依存しているのなら、ＤＦは、ものを視覚的にイメージすることがまったくできなかったはずである。

ＤＦは、心的イメージを意識的に思い浮かべることができるだけでなく、夜夢を見ているときにも、意図せずにイメージを体験している。彼女によると、夢のなかでは完全な視覚世界を体験することが多いが、その夢は事故に遭う前に見ていた夢と同じくらい、人々やものや光景に満ちている。とくに事故のあとの数年間は、このような夢から目覚めたあと、絶望的な気分になった。彼女が寝室のなかを見渡していると、その夢が思い出され、非情にも自分が失った視覚的世界が蘇るのだった。

視覚失認

DFの基本的な障害は、形の認識ができないことである。彼女のように、脳損傷によってものの認識ができなくなる障害は、「失認（agnosia）」として知られている。この用語は、十九世紀末、当時無名だった神経学者、ジークムント・フロイトによって初めて用いられた。彼は、こういった種類の患者では、自分が見ているものを理解することに障害があるということを言い表すために、古代ギリシャ語の二つの語幹（aは否定を、gnosisは知識や認識を表わす）を借用した。本書では、視覚能力の欠損だけをあつかっているが、失認は、触覚や聴覚など、ほかの感覚にも見られる。視覚失認の場合は、失認が、顔や場所、単語といった特定の視覚的カテゴリーに限られることがある。

　フロイト以前にも、ドイツの神経学者であるハインリッヒ・リサウアーが二つのタイプの失認（当時は「精神盲《ゼーレンブリントハイト》」と呼ばれていた）を区別していた。リサウアーは、一方のタイプの失認は知覚と意味の連絡が絶たれることによって、そしてもう一方のタイプの失認は感覚と知覚の連絡が

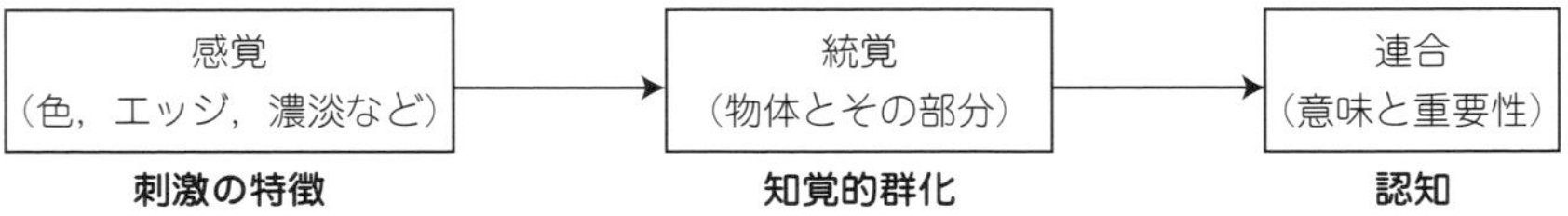

図1・3
19世紀には，私たちが生《なま》の感覚を集めて視覚表象を作り上げ，次にそれらの表象を関係づけることによって意味が付与される，というのが一般的な見解だった。ハインリッヒ・リサウアーは，これらのうちのいずれの結びつきが断たれても，見ているものを認識できなくなると考えた。もし最初の結びつきが断たれると，「統覚型失認」になる。一方，2番目の結びつきが断たれると，「連合型失認」になる。現在も，用語は違うが，これと同じ概念が広く用いられている。

絶たれることによって引き起こされると考えた（図1・3参照）。マサチューセッツ工科大学（MIT）の著名な神経科学者、ハンス＝ルーカス・トイバーは、前者の障害（一般に「連合型」失認と呼ばれる）を、「知覚表象はあるが意味を欠いている」障害として特徴づけた。つまり、連合型失認の患者は、視覚体験は問題ないが、その体験に意味を付与することができない。これがどのようなものかを想像するには、ふつうの西洋人が漢字を前にしてどう感じるかを考えてみてほしい。漢字は、中国語を話す人には意味を持つが、西洋人にとっては、完璧に知覚することができても無意味で困惑するようなパターンでしかない。電話や自転車といった日常的な物体の絵を見せられた連合型失認の患者は、おそらくこれと同じような反応を示す。（西洋人が漢字に対してそうするように）患者はかなり正確にその絵を模写できるが、自分が描いているものがなにかはほとんどわからない。

　リサウアーが記述しているもう一方の失認は、感覚と知覚の連絡が絶たれるもので、一般に「統覚型」失認と呼ばれている。感覚と知覚をこのように区別するに際して、リサウアーはその当時流行していた心理学的概念を用いた。十九世紀の思想家にとって、感覚とは、物体やその部分を構成する色、動き、明るさといった生《なま》の感覚的性質を意味していた。他方、知覚とは、テーブルや木といった物体についての視覚体験あるいは「視覚表象」を作るために、これらすべての要素を統合するプロセスのことを指していた。これに従えば、統覚型失認の患者は外界を適切に知覚できないが、一方で、その感覚データは完全に正常である。彼らの脳は、眼が提供する情報にもとづいて外界を再構築できないので、テーブルや木、あるいは単純な幾何学図形すら模写することができない。

今日では、このリサウアーの区別がもとにしている理論的根拠は、やや単純すぎると考えられている。彼はおそらく、現在なら「ボトムアップ」処理と呼ばれるものを強調しすぎていた。この処理では、眼に入った光のパターンの分析にもとづいて直接視覚表象が作り上げられる。今日ほとんどの視覚科学者は、そのような「ボトムアップ」処理が知覚には確かに必要であるが、それだけでは十分ではないと考えている。彼らは、私たちに見えるものは、外界について知っていることによっても形作られる――言いかえれば、学習、記憶、予期といったものが知覚を形作る上で決定的な役割をはたしている――と主張している。このように外界についての脳の知識が影響を与えることは、「トップダウン」処理と呼ばれることが多い。最終的な知覚表象は、最新の感覚入力と過去経験にもとづく貯蔵された情報との組み合わせなのである（カラー図版2の上の図を参照）。

こういった問題はあるにしても、ほとんどの臨床医は、異なるレベルの失認症を区別する上で、リサウアーの分類のしかたが、大雑把ではあるが、依然として有効であることを認めている。DFは、リサウアーの「統覚型」失認に該当する。彼女の視覚表象は確かに正常ではなく、線画の模写もそれとわかるようなものではない。そのため、DFの障害はリサウアーの統覚型失認という概念によく当てはまっている。しかし「統覚型失認」という名称は、リサウアーの時代から、ほかの学者たちによって、形の知覚の基本的障害だけでなく、さまざまな知覚障害を指すのにも使われてきた。それゆえ、ここでは混乱を避けるために、統覚型失認という用語は使わないことにする。その代わりに、ボストン大学の神経学者、フランク・ベンソンとJ・P・グリーンバーグの用語、「視覚形態失認」を用いることにしよう。１９６９年、彼らは、ＤＦのように視覚的な形の知覚に基本的な障害を持っていた患者を適切に記述しようとして、この用語を考え出した。実際、この患者は、アメリカの心理学者、ロバート・エフロンが同じ年に発表して反響を呼んだ論文のなかでも組織的に研究された。この患者は多くの点でＤＦと驚くほど似ていた。「S氏」（エフロンは彼をそう呼んでいた）は、二十五年後のＤＦと同様、シャワーを浴びている際に一酸化炭素中毒という事故に遭った。そしてＤＦと同じく、色を区別することはできたが、幾何学図形の区別がまったくできなくなった。

エフロンは、視覚形態失認の診断において標準的に用いられるようになった検査を考案した（図1・4参照）。彼は、形を識別する際に、患者にどの程度の障害があるかを測定したいと考えていた。

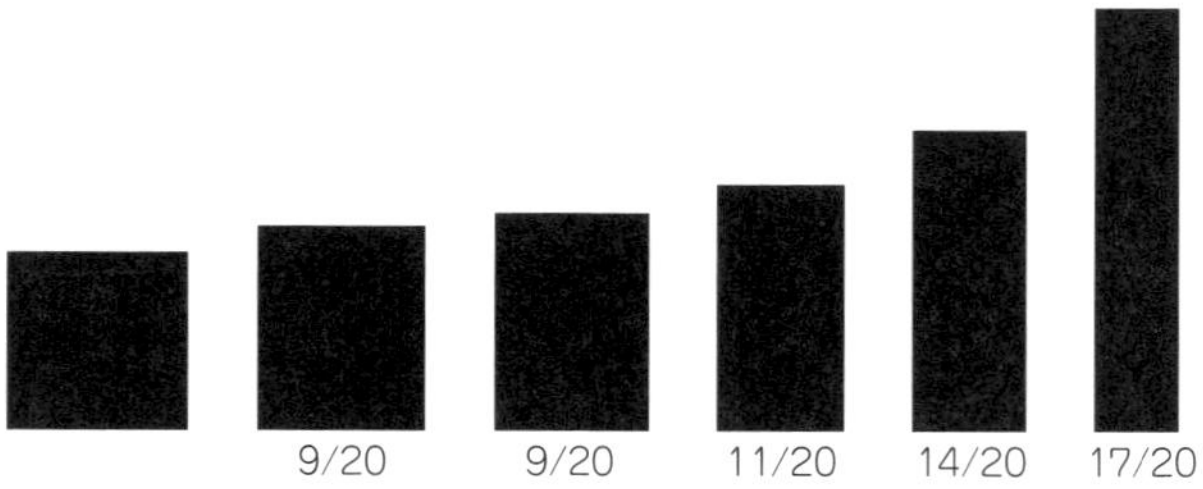

図1・4
エフロンの長方形。これらの図形はみな，面積は同じで，縦横の長さだけが異なる。DFは，数種類の長方形で検査を受けた。各試行では，２つの同じ正方形か，２つの同じ長方形か，あるいは正方形と長方形が対にして提示された（正方形が右にくる場合も左にくる場合もあった）。彼女は，提示された２つの図形が同じか異なるかを判断するように求められた。正方形とそれにもっとも近い長方形の対が提示された時，成績はチャンスレベルだった。正方形ともっとも長い長方形を対にして提示した時でも，長い時間をかけて判断したにもかかわらず，間違えることがあった。各長方形の下の数字は，20試行中のDFの正答数を示している。

さまざまな患者の障害の程度を比較するには、難易度が低いものから高いものまで段階づけできるようなテストが必要である。彼は、面積は同じで、縦と横の長さが異なる一連の長方形を用いることを思いついた。これらの図形は全体的な大きさではなく、その相対的次元に注意を払わないと区別できない。私たちはこれまで何年にもわたって、機会があるたびにこれらの図形を用いてＤＦを検査してきた。彼女はいまだに、対にして提示されたエフロン図形の異同判断が大変困難である。また正解する場合でも、正常な視知覚のようにすぐにわかるわけではなく、その決定には長く骨の折れるプロセスを経るようである。

要約

セント・アンドリュース大学で行なわれた三度におよぶ検査の結果から、ＤＦが重度の視覚形態失認であることが明らかになった。一酸化炭素中毒という事故は、外界に関する視覚体験をＤＦから奪い去ってしまったが、一方で、記憶、自分のことを言語的に表現する能力、聴覚や触覚などは影響をまったく受けなかった。彼女の場合、障害は選択的で、視覚体験の特定の側面だけが影響を受けていた。色や物体表面の「テクスチャー」の視覚体験は、正常に近いようだった。つまり、ＤＦの視覚形態失認は、純粋に物体の視覚的な形の認知に限定されているようだった。また、彼女が実験室に入ってきた瞬間から明らかだったのは、深刻な運動障害がないということである。歩行にも、手でものを持ち上げるのにも、まったく問題はなかった。実際、彼女の全般的な運動能力は正常なようだったが、これは、一酸化炭素中毒で一命をとりとめた患者にはめったにないことである。この運動システムの能力が無事であったことは、その後の研究にとって非常に重要な意味を持つようになる。次の章では、これについて述べる。

第2章 見えないのにできる

第1章で述べたように、DFの症状は暗澹としたものだった。DFは脳を損傷したことで、その視覚世界が大きく損なわれた。友人や親戚の顔がわからなくなっただけでなく、正方形や長方形、三角形、円といった単純な図形の違いもわからなくなってしまった。実際、水平線や垂直線を区別するという簡単な課題さえできなかった。障害はこのように重かったので、私たちが初めて彼女に会ったとき、見通しは暗いように思われた。ほとんどの臨床医は、彼女を法的に盲目であると分類し、外出するには白杖《はくじょう》を（場合によっては盲導犬も）使うことを奨めただろう。結局のところ、形にもとづいてはものを識別できなかった。食事をするといった簡単な日常的行為をするのにも、彼女が眼を用いているなどとどうして予想できよう。もちろん、多くの盲人は視覚以外の手段を用いて、そのような行為をなんとかやりとげる。彼女も、盲人のように、もっぱら記憶や触覚に頼らなければならないのだろうか？

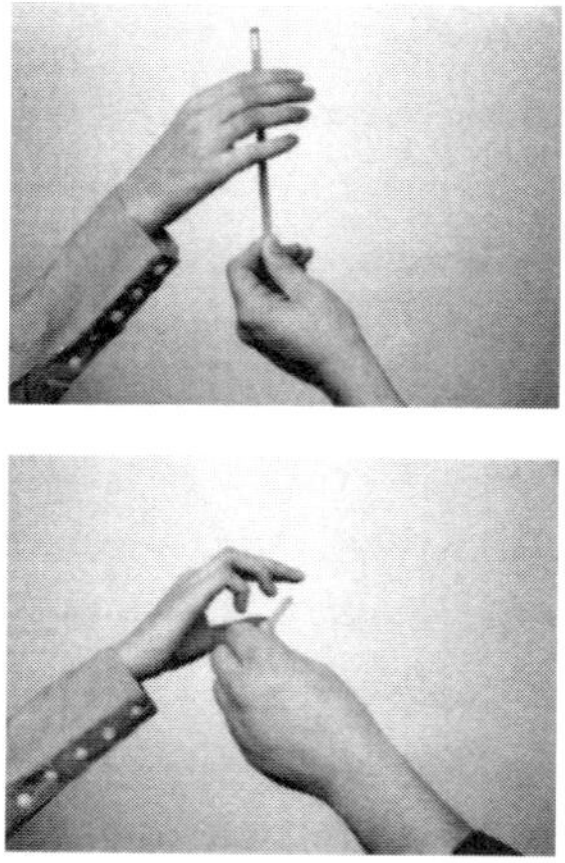

図2・1
右側にいる検査者が鉛筆を垂直（上の写真）あるいは水平（下の写真）に持っている。DFは，鉛筆の傾きが水平か垂直かをチャンスレベルでしか答えることができなかったが，それをつかむのはつねに完璧にできた。

幸いにも、このシナリオは現実のものとはならなかった。実に驚くべきことだが、ＤＦは日常生活の多くの場面で、完璧に見えているかのように行動している。１９８８年の夏、セント・アンドリュース大学での最初の一連の検査のひとつで、私たちは、ＤＦには残存する視覚能力があるということに気づいた。

そのとき、私たちは彼女にさまざまな日用品を見せて、触らずに見ただけでそれがわかるかどうかを調べていた。ＤＦが私たちの持ち上げた鉛筆を見て、それが黄色だとは言えても、それがなにかはわからないことに、私たちは驚きはしなかった。実際彼女は、私たちが鉛筆を水平に持っているのか、垂直に持っているのかもわからなかった。しかし、そのとき実に驚くべきことが起こった。彼女が突然手を伸ばし、鉛筆をとったのだ。おそらく、手元でそれを調べたかったのだろう（図2・1参照）。その瞬間、私たちは、自分たちが驚くべきことを目撃したということがわかった。この単純な日常的行為をすることによって、彼女は、彼女の視覚のまったく別の側面を見せてくれた。それは、その瞬間まで私たちがそんなことがあるとは想像さえしていなかったことだった。ＤＦの動きは、すばやく完璧に調整されており、彼女のように視覚が悪い人に見られるぎこちなさや不器用さは微塵もなかった。このようにうまく鉛筆をつかむためには、手を伸ばしながら手首を回し、人差し指と親指を鉛筆の適切な位置に持っていかねばならなかったはずである。だが、彼女は視覚健常者と同じように、そうできた。しかも、それは偶然にできたのではなかった。私たちが鉛筆をとりあげ、もう一度とるように言うと、鉛筆の向きが水平や垂直、あるいは斜めでも、それを完璧につかんだからだ。

DFがこの単純な行為ができたということは、まさしくパラドックスである。手を伸ばして鉛筆をつかむときに手を適切な位置に持っていくために、どうやって鉛筆の位置や向き、形を見ることができたのだろう？　自分ではなにを見ているかわからないというのに。視覚を用いなければ、鉛筆を正確につかむことなどできないはずである。盲人はそんなことはできないし、視覚健常者も、目隠しをしたらできるはずがない。彼女がとても器用に鉛筆をつかんだということは、彼女の脳は、鉛筆がどこにあり、どう見えるかについてあらかじめすべての情報を持っていたということになる。私たちがどのように鉛筆を持っていたかは、視覚以外に知る術《すべ》はないから、DFは視覚を用いていたに違いない。と同時に、彼女が意識的な視覚を使っていないということも明らかだった。この偶然の思いがけない観察から、私たちは、DFには本人も気づかない視覚能力があり、その能力のおかげで、意識的な視覚体験を失ってもなんとかやっていけるのではないか、と考えるようになった。

なにが起こっていたかに気づいてからは、私たちは、会うたびにDFが見せる驚くべき視覚能力の新たな例に注意するようになった。彼女が視覚によって知覚できることと実際にできることのギャップに私たちが強く印象づけられたのは、彼女をイタリアに訪ねた際、みんなでピクニックに出かけた日のことだった。私たちはその日午前中に、彼女の自宅で一連の視覚的な検査を行なったが、結果は惨憺たるものだった。ＤＦは、提示された顔、パターン、線画のどれもわからなかった。人物を識別できるのは、その人の髪の色や服の色を見ることによってだということは明らかだった。午前中、彼女のストレスはたまるばかりだった。

ＤＦを元気づけるため、カルロはみんなでイタリア・アルプスにピクニックに行こうと言い出した。行き先は、彼女たちの家からさほど遠くない人気の観光スポットだった。私たちは車で、モンローサの大きな頂が勇姿を見せるところまで登った。そこに車を止め、徒歩でピクニックの場所を目指した。目的地は山腹にある高山植物の花畑だった。このときのハイキングによって、ＤＦの視覚の別の側面が明らかになった。花畑に行くには、生い茂った松林のなかを半マイルほど歩かなければならなかった。登山道は険しく、でこぼこだった。ところが、ＤＦは難なく歩いた。しっかりとした足どりでためらうことなく歩き、つまずくことも、根っこで転ぶことも、道におおいかぶさった木の枝にぶつかることもなかった。時折、どちらに進むか正しい道を教えなければならないということはあったが、それ以外は、その日のほかの登山者の行動となんら変わりがなかった。

私たちはついに花畑にたどり着き、持ってきたかごから品々を取り出し始めた。ここでも、ＤＦの視覚的行動は、明らかに正常であるように見えた。ＤＦは、差し出されたものに、視覚健常者と同じようにしっかりと正確に手を伸ばした。それを見た人ならだれも、彼女がナイフとフォークを見ても区別できないとか、まわりにいる人たちの顔がわからないとか想像もしないに違いない。

ポスト入れ課題

言うまでもなく、科学者というものは、このような逸話を――いかにそれが信憑性を持っていたとしても――信じることなどめったにない。私たちは、実験室のなかでＤＦの視覚能力を証明する必要があった。ＤＦは物体を認識することも、ほかの物体のなかからそれを見分けることもできないが、そうした物体に向けた行為を誘導するために視覚を用いることはできることを示さなければならなかった。このことは、客観的な測定と実験的な統制の両方が必要だということを意味していた。そうした実験をしようと最初に思ったのは、物体認識の予備テストの最中に、彼女が手を伸ばして鉛筆をつかんだ驚きの瞬間を目撃した日のことであった。私たちは、マリー＝テレーズ・ペルナンとアラン・ヴィゲットが最初に用いたテストを改良し（第３章参照）、郵便ポストに似た簡単な装置を作り、ＤＦに、投入口《スロット》にカードを「投函する」ように頼んだ。この装置は、投入口の向きを水平だけではなく、自在に変えることができるようになっていた（図２・２参照）。各試行においては、投入口がどの向きに設定されているかは、眼を開けて見るまで知ることはできなかった。

このようにしてテストしたところ、ＤＦは、投入口がどの向きでもカードを正確に差し入れた。実際、その行動の正確さは、検査した視覚健常者の成績とほとんど見分けがつかないぐらいだった。ＤＦはためらうことなく手を伸ばし、ほとんどいつも容易に投入口にカードを差し入れた。さらに、ビデオによる動作の記録から、投入口に到達するかなり前から正しい向きにカードを回し始めていることがわかった。つまり彼女は、視覚健常者とまったく同じように、運動を誘導するために、はじめから視覚を用いていた。私たちはこれまで何年も、何度もこの種のテストを行なってきたが、どう測定しても、彼女の行動は正常に見えた。

私たちは、ＤＦの視覚能力についてわかったことから考えて、彼女が（カードをきわめて正確に差し入れるにもかかわらず）投入口の向きを答えることはできないだろうと確信していた。しかし、これも厳密に調べる必要があった。そのために、まず、投入口の向きが水平か、垂直か、左ななめか右ななめかを答えるよう彼女に求めた。たいていの場合、ＤＦは投入口の向きがわからず、最終

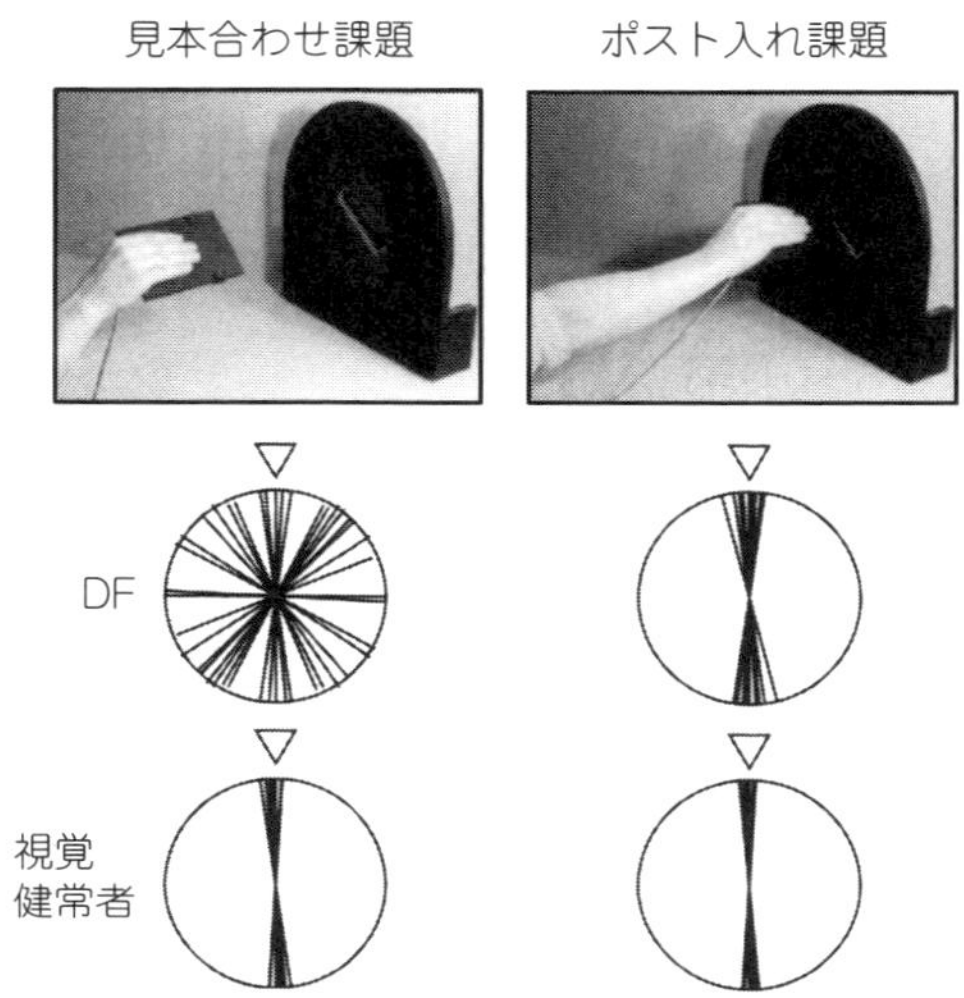

図2･2
見本合わせ課題とポスト入れ課題。DFは，向きを変えられる投入口のついたポストを示された。「見本合わせ」課題では，手に持ったカードを（ポストには手を伸ばさないで）投入口と同じ向きにするように言われた。「ポスト入れ」課題では，手を伸ばして投入口にカードを「投函する」ように言われた。写真の下の図に示されているように，DFはポスト入れ課題では問題なくできたが，見本合わせ課題ではほぼランダムにカードを傾けた。もちろん視覚健常者は，どちらの課題も問題なくできた。（投入口はさまざまな向きで提示されたが，図では正解の向きを垂直にそろえて示してある。）Goodale, M.A., Milner, A.D., Jakobson, L.S., & Carey, D.P.（1991）A neurological dissociation between perceiving objects and grasping them. *Nature, 349*, 154-156, Figure 1 より。

的には当てずっぽうで答えた。たとえば、垂直の投入口を水平と答えるのと正しく答えるのとが、同じぐらいの頻度だった。しかし、これではまだ十分ではなかった。彼女の障害は視覚的なものではなく、自分が見たものをことばで表現することに問題があるのかもしれないからだ。そのため、もうひとつのテストでは、たんにカードを持ち上げて投入口と同じ向きになるように回転させるよう（ただし、投入口に向かって手を伸ばす動作はしないよう）彼女に求めた。ここでは、見えているものを言うためにことばを用いるのではなく、手の運動を用いて示すよう求めていることに注意してほしい。しかし、彼女の手の動きをビデオで観察すると、言語的な報告とほとんど変わりがなかった。つまり、彼女が手に持ったカードの角度は、投入口の実際の向きとはまったく関係がなかったのである。

彼女が投入口の向きにカードを「合わせる」ことができなかったのは、特定の向きを示すために手を適切に回転させることができなかったからではない。私たちは、彼女にさまざまな向きの投入口をイメージするよう求めることで、この可能性を除外できた。彼女は、ある向きの投入口をイメージすると、容易にカードを回転させて、その向きを示すことができたのだ。彼女ができなかったのは、実際の投入口を見て、その向きにカードを合わせることに限られていた。

これら最初の実験的テストから、私たちはなにかとても興味深いことが起こっているという思いを強くした。DFは、カードを投入口に差し入れるために正確に手を回転させることができたが、自分の眼の前に見える投入口の向きを伝えるために、同じように手を回転させることはできなかった。しかし、これはまだ話の始まりにすぎなかった。

大きさをつかむ

ポスト入れ課題を行なった結果、ＤＦが、投入口の向きに合わせて、自分の手の動きを視覚的にうまく制御できることがわかった。もちろん私たちは、鉛筆をつかむときには、通常意識せずに手を鉛筆の向きに合わせている。と同時に、鉛筆に手を伸ばしながら、手の開き具合も調節している。このような動作はすべて、完全に自動的に行なわれる。実際、物体に接触するよりかなり前から、手や指は最終的につかむときの形をとり始める。このような動作においては（それが初めて見る物体で、頼りになる記憶がないときには、とくにそうだが）、事前に必要なのは視覚情報であるに違いない。

目標物をつかむ際に手をそれに合わせる動きの詳細は、フランスの神経科学者、マルク・ジャヌローによって初めて明らかにされた。彼は、健常者がさまざまな大きさのボールや円柱のような物体に手を伸ばしてつかむ際の手の動きを高速度カメラで撮影した。次に、撮影フィルムをコマごとに分析することで、手を動かし始めてつかみ終えるまでの一連の軌道を再構成した。その結果、美しいほど調和のとれた動きをしていることがわかった。手が物体へ向けてテーブルから離れるとすぐ、親指とほかの指が開き始める（図２・３参照）。そして、物体と接触するまでの軌道の約3分の2あたりで、手の開き幅が最大となり、次に物体に向けて徐々に閉じ始め、最終的に滑らかな動きで正確につかむ。手の最大の開き幅は、物体そのものの大きさよりもずっと大きいが、ジャヌロー

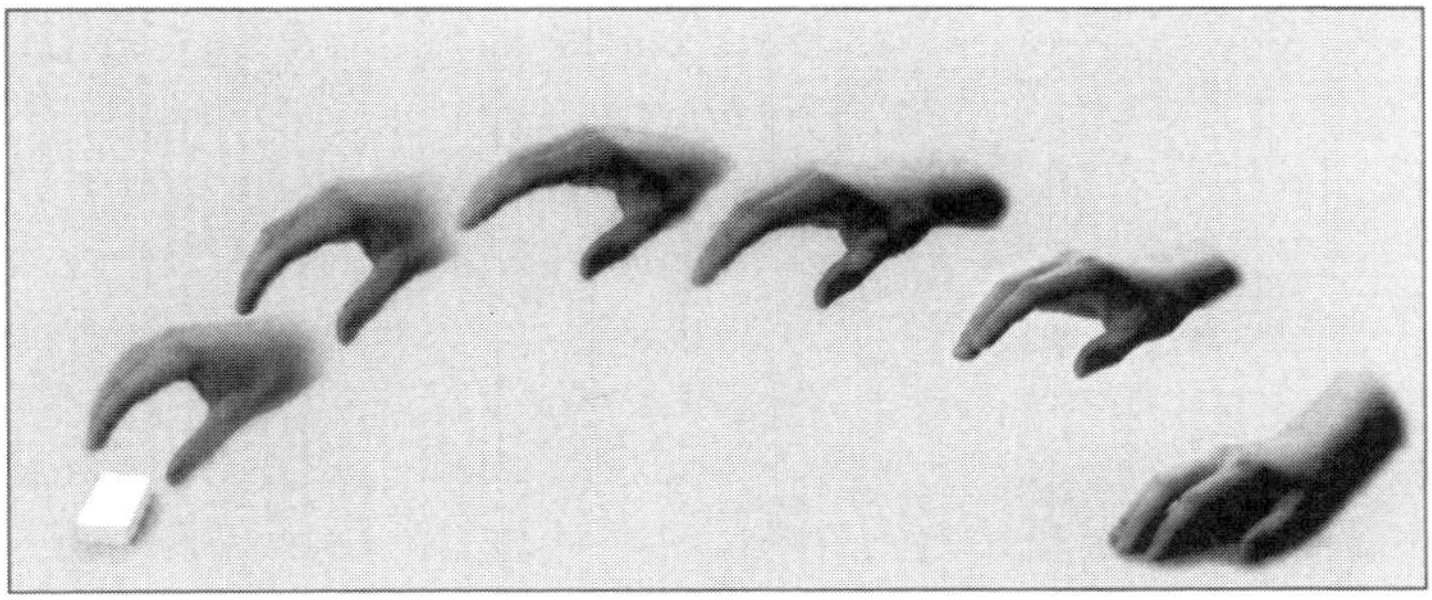

図2・3
ブロックをつかむために手を伸ばすときに，手がどのような形をとるかを連続的に示したもの。人差し指と親指はまずブロックよりも大きく開き，次にブロックに近づくにつれて閉じてゆく。

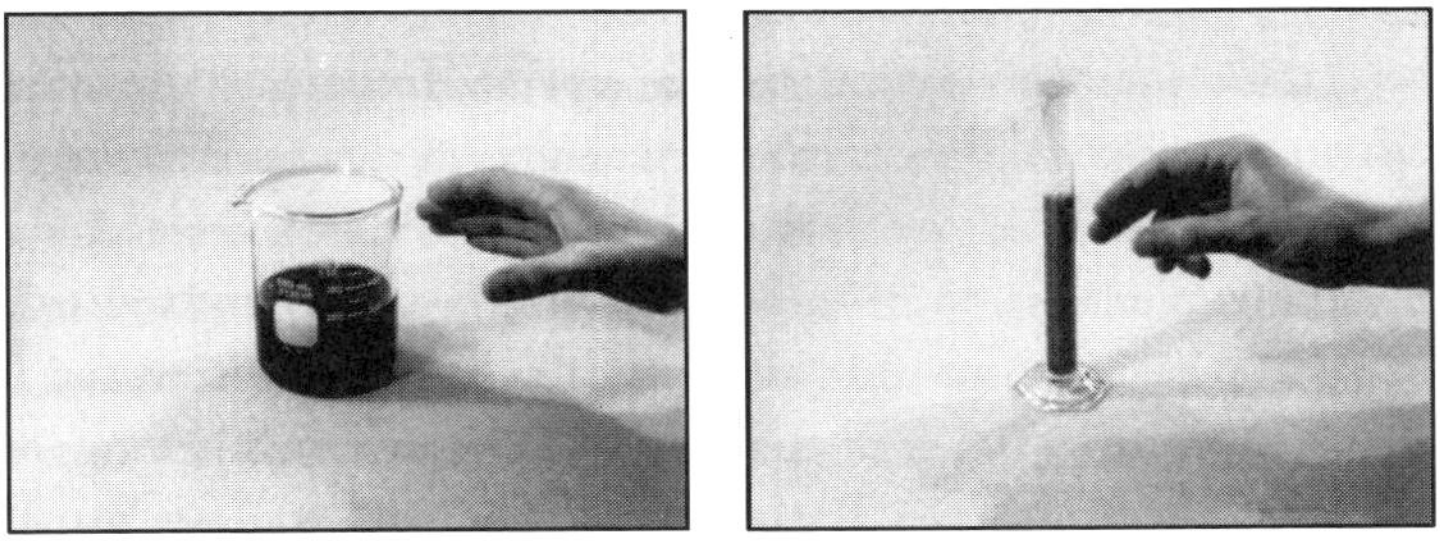

図2・4
手を伸ばして物体をつかむとき，私たちは，正しい向きに手を回転させるだけでなく，親指とそのほかの指の開き幅を物体の大きさに合わせている。たとえば，メスシリンダーを持ち上げるときよりもビーカーを持ち上げるときのほうが，手を伸ばしながら指を大きく開いている。

はこの二つが密接に関連することを示した。物体が大きくなれば、手の最大の開き幅も大きくなるのだ（図2・4参照）。

明らかに次に問題になるのは、以下のようなことだ。物体をつかむ場合に、DFでも（物体の大きさについて意識的な視覚体験を持っていなくても）、手の開き幅と物体の大きさの間に、ジャヌローが健常者で示したのと同様の関係が見られるだろうか？

私たちはすでに、彼女が鉛筆からコーヒーカップにいたるまで、さまざまな形や大きさの日用品を難なく持ち上げることに気づいていた。しかし、このことをもっと厳密に検査するためには、全体的な大きさは変わらないが、ある次元だけが変化するような物体を用いなければならなかった。また、意味を持たない物体を用いる必要もあった。これは、物体がなにかを推測することによって、どのような運動が必要かを彼女に思い出させないようにするためである。たとえば、色が黄色だから持ち上げるのは鉛筆かもしれないとか、テーブルの上にはコーヒーカップがおかれていたはずなので、持ち上げるのはカップかもしれない、といったような推測である。私たちがたどり着いた解決策は、第1章で述べたロバート・エフロンによって考案された長方形の立体版――（全体の面積は同じで）縦と横の長さが異なる6個の木製のブロック――を作ることであった。もちろん私たちはすでに、DFがこれらの形の違いを区別することがほとんどできないということがわかっていた。

手を伸ばしてものをつかむ際の手と指の動きをとらえるため、私たちはカナダで開発された技術を用いた。これは、人差し指と親指の先端に小さな赤外線発光ダイオードを装着するという方法である。目標物を持ち上げるために手を伸ばしたときの、これらの光点の三次元座標での位置を2台の赤外線感知カメラによって逐次撮影し、コンピュータで記録した（図2・5参照）。次に、特別な解析ソフトを用いて、手が目標物に向かって動くにつれて指の形がどのように変化するのかをプロットした。これらの技術は、ウェスタン・オンタリオ大学の視覚運動研究室ですでに用いられていた（著者のひとり、メルヴィン・グッデイルはこの研究室に所属していた）。

1990年の春、DFとカルロはカナダを初めて訪れ、オンタリオ州のロンドンに一週間滞在した。時差ぼけが軽くなるのを一、二日待ってから、ＤＦを実験室に案内し、「エフロン図形」を用いた最初の実験を行なった。彼女の人差し指と親指、そして手首には、小さな赤外線発光ダイオードが粘着テープでつけられた。私たちは、エフロン図形をひとつずつ彼女の前におき、彼女に手を伸ばしてそれを持ち上げ、そしておくように求めた。物体へ手を伸ばしながら、手をどのように開くかを追跡すると、視覚健常者とまったく同じような「飛行中」の開き方を示すことがわかった。つまり、ブロックの幅が大きくなれば、手の開き幅も大きくなった。ＤＦが、視覚健常者と同じように、手の開き幅を調整するために無意識的に視覚情報を用いており、しかもかなりの正確さでそれを行なっていることは、明らかだった。

しかし予想された通り、ＤＦは、対にして提示されたブロックの区別が困難だった。また、ブロックがどれぐらいの幅かを、人差し指と親指を開いて示してもらい、それを計測したところ（目標物をつかむ際の手の動きを計測したのと同じ装置を用いた）、幅を正しく示すことはできなかった。

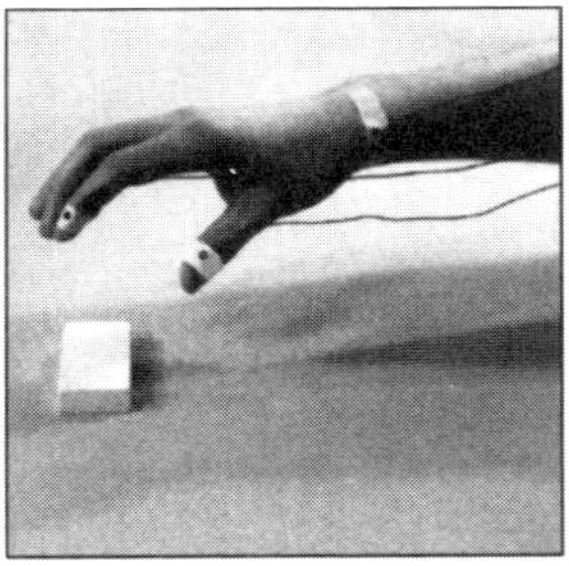

図2･5
立体版のエフロン図形のひとつをつかむために手を伸ばしているところ。手は，もっとも大きく（最大の開き幅で）開いている。小さな赤外線発光ダイオードのマーカーを，人差し指と親指の先端，そして手首に装着してある。これらのマーカーの位置が，赤外線感知カメラによって撮影される。

ほとんどの人は、物体がどれぐらいの大きさかを指を開いて示すのは簡単にできる。しかし、ＤＦはそうではなかった。彼女が見積もった幅はまったく正確さに欠け、実際のブロックの幅とは関係がなかった。しかし、彼女は私たちがしてくれと頼んだことは完全に理解しており、ピンポン玉やグレープフルーツのような身近なものをイメージしてもらった場合には、手を開いてその大きさがどれくらいであるかを示すことは簡単にできた。したがって、私たちは以前と同じような結論に達する。DFはつかむという動作をプログラムするために視覚情報を用いることにはなんの問題もないが、その一方で、実際に自分が持ち上げた物体の大きさについては意識的な視覚体験を持っていないのである。

形をつかむ

DFは、単純な行為を行なう際に、大きさや向きといった物体の特徴をうまく用いることができる。しかし、形についてはどうだろうか？　行為を誘導するために、物体の輪郭——彼女はこれを失ったがために、視覚体験の基本的構造を奪われているのだが——を使えるだろうか？　たとえば、物体をつかむDFの能力を測定するために私たちがそれまで用いていたブロックは、幅だけでなく形も異なっていた。初期の頃の研究では、いくつものブロックがつねに同じ向きにおかれ、DFは、手前から順にそれらのブロックをひとつずつ持ち上げるように指示された。このことは、彼女がブロックをうまく持ち上げるのに用いていたのが、その幅だけであり、形を用いる必要はなかったということを意味している。しかし、もし試行ごとにブロックが予測できない向きにおかれ、どう持ち上げるかについてなんの指示も与えられていなかったなら、どうなるだろうか？

このような検査を実施してみると、DFは、ブロックがつねに同じ向きにおかれたときとまったく同じように、うまく課題をこなすことができた（図2・6参照）。このことから言えるのは、彼女

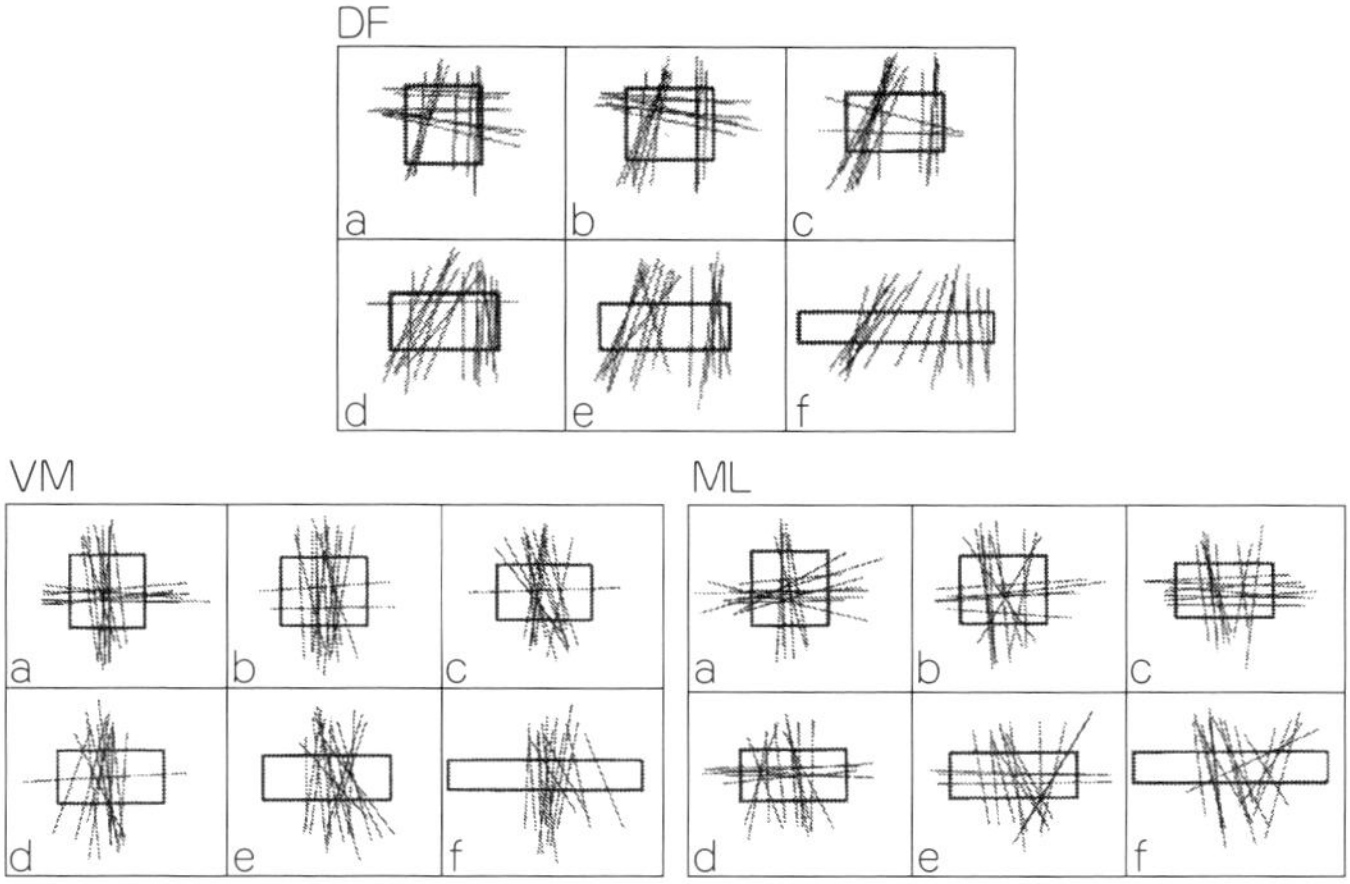

図2･6
図は，DFと2人の視覚健常者（VMとML）が，テーブルの上に異なる向きでおかれたブロックをどのようにつかんで持ち上げたかを示している。人差し指と親指がブロックに最初に触れた点を直線で結んである。（ブロックはさまざまな向きで置かれたが，形状ごとに，同じ図にまとめて示してある。）視覚健常者とまったく同じように，DFは，正方形に近いブロックを持ち上げるときは，縦と横をほぼ同じ頻度で持ち上げた。しかし，ブロックが縦長になるにつれて，DFも視覚健常者もそうしなくなり，もっとも細長いブロックの場合には縦には持たなかった。このように，DFは，運動をプログラムする際には，視覚健常者とまったく同じように物体の形と向きを考慮に入れることができた。Carey, D.P., Harvey, M., & Milner, A.D.（1996）Visuomotor sensitivity for shape and orientation in a patient with visual form agnosia. *Neuropsychologia, 34*, 329-337, Figure 3より。

が物体の幅という次元だけではなく、その向きも処理していたに違いない、ということだ。つまり、物体の幅に合わせて手の開き幅を調節すると同時に、人差し指と親指を適切な位置におくために、手を伸ばしながら手首を回転させていた。また私たちは、なんの指示を与えなくても、彼女がほぼつねに、ブロックの幅の長いほうではなく、短いほうをつかむことに気づいた。私たちが正方形を持ち上げるときは、長さも幅も同じなので、どちらを持つ頻度も同じになるのは明らかである。これほど明らかとは言えないが、（ほかの条件が同じなら）ブロックが細長いほど、短いほうを持つ傾向がある。ＤＦの場合もそうだった。この単純な事実が示しているのは、DFの損傷を受けていない視覚脳の領域が、ブロックの一方の次元に対して手の開きを調節できるだけでなく、どちらの次元がより短いかもわかるということである。このような計算によって、つかむのに最適な位置、つまり一般には図形の主軸に直交する向きでつかむことができるのである。このように、DFの動作は、ある程度視覚的な形によって誘導されている。

しかし、私たちはさらに踏み込んで、DFの視覚運動システムが、規則的な形をした物体の長さや大きさや向きだけでなく、それ以外の特徴も計算することができるかどうかを調べてみたかった。視覚運動システムは、多くの形に対して、物体の辺縁のさまざまな位置での曲率といったような、ほかの幾何学的特性も考慮しなくてはならない。これは、不慣れな環境でも動けるロボット、いわゆる「自律型」ロボットの制御システムを開発する際に、研究者が取り組んできた問題である。このような状況では、ロボットには、ロボット自体もプログラマーも予想していなかったような物体を持ち上げることがたびたび要求される。これを実行するために、ロボットは光センサーを用いて、人間と同じように、物体の幅、向き、主軸だけでなく、さまざまな位置の辺縁の曲率を計算しなくてはならない。物体の辺縁の凹凸を計算することができてはじめて、ロボット（あるいは人間）は、つかむのにもっとも安定した位置——把持部（人間なら人差し指と親指）が物体をしっかりと握ることができる位置——を選択できる。

ドイツ人の同僚、ハインリッヒ・ビュルトッフと議論するなかで、私たちは、オックスフォード大学の工学者、アンドリュー・ブレイクの研究に注目した。ブレイクは、自分が製作したロボットに初めての物体をつかませるための何種類かのコンピュータ・プログラムの性能を評価する目的で、一連の抽象的な図形を考案していた。ビュルトッフの助けを借りて、私たちが「ブレイク図形」と呼ぶ、滑らかで平たい小石のような図形一式を製作した。このブレイク図形を用いて、私たちは、不規則な形でも、ＤＦがつかむときに安定した位置を選択できるかをテストした。

これらの図形をＤＦにひとつずつ提示すると、彼女は難なくそれをつまみ上げた（図２・７参照）。彼女が手を伸ばしてブレイク図形をつまみ上げるとき、手を伸ばしながら人差し指と親指の位置を微妙に調節していた。そうすることで、図形の縁の安定した位置に指をかけることができた。視覚健常者やブレイクが開発したロボットと同じように、ＤＦは、それぞれの図形が最初に提示されたときから、安定した位置を選択した。しかし言うまでもなく、これらの図形を対にして提示して、同じか違うかを尋ねると、彼女はまったく答えられなかった。

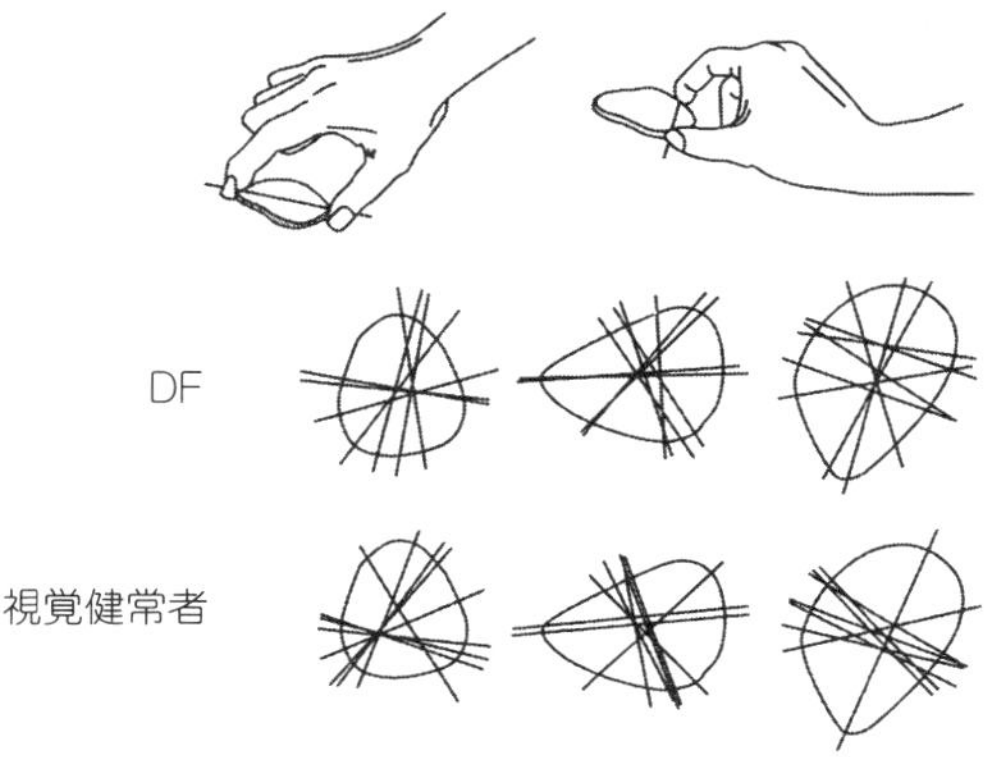

図2･7
不規則な形をしたブレイク図形の安定したつかみ方（左上）と不安定なつかみ方（右上）。このような図形を適切につかむには，人差し指と親指を結んだ線が図形の中心を通り，しかも指は縁の安定した位置になければならない。下の図は，３種類の図形の輪郭上においた人差し指と親指を結ぶ線を描いたもの。DFは，視覚健常者と同じように図形をうまくつかんでいた。Goodale, M.A., Meenan, J.P., Bülthoff, H.H., Nicolle, D.A., Murphy, K.J., & Racicot, C.I. (1994) Separate neural pathways for the visual analysis of object shape in perception and prehension. *Current Biology, 4* (7), 604-610, Figure 5より。

歩き回る

この章の冒頭で述べたように、ＤＦは、同行した仲間と同じように、険しい山道を歩くことができた。部屋のなかを通り抜けるときも、家具や戸口にぶつかることはない。実際、このように家のなかや庭をふつうに歩き、手を伸ばして握手し、差し出されたものを受けとるのを見れば、彼女に初めて会った多くの人は、彼女に視覚障害があるとは思いもしないだろう。彼女は、彼らにピクニックに出かけたときのことを正確に話し、実験室では相手がだれかを見分けているように見えた。彼女を検査することになった同僚のなかには、最初は視覚障害があるというのを疑って、検査するのは時間の無駄だ（「見るからに正常なのに、どうして検査が必要なの？」）と思っていた人もいたほどだ。

もちろん、（心理学者にとっては常識だが）見かけは当てにならない。たとえば、DFがこれまで会ったことのある人を認識できるのは、視覚能力によるのではなく、その人の声を覚えているからである。（とはいえ、彼女は、色のような特定の視覚的手がかりを利用することもできた。セント・アンドリュース大学には、髪を明るい色に染めるのが好きな同僚がいた――よく色が変わった。DFは難なく彼を見分けていた。）また、懐疑的な人なら（心理学者はそういうものだが）、この章の冒頭の逸話で、DFがモンローサの山道をうまく歩けたのは、この人気のあるピクニック地に以前に行ったことがあったからなのではないか、と言うかもしれない。

そのため、DFにとっては初めての環境（ただし、実験者が、通り道においた障害物の性質をいろいろ変えられるような環境）を歩き回る能力を調べる方法が必要だった。都合のよいことに、ウェスタン・オンタリオ大学から一時間ほどのところにあるウォータールー大学には、私たちの友人であるアフタブ・パトラがいて、視覚健常者のこういった歩行運動能力を研究中だった。パトラの実験室では、被験者がたどる経路上に、特定の高さの障害物を特定の場所に配置し、私たちがウェスタン・オンタリオ大学で使用していたのと同様の発光ダイオードを用いた装置によって、そのような障害物をまたぐときに自動的に調整される足の動きを計測していた。

DFは何度かカナダを訪問する機会があったが、一度、彼女を車でウォータールー大学に連れて行ったことがあった。彼女は、楽しみながらパトラの検査を受けてくれた。障害物の高さは、1インチ（2・5センチ）足らずのものから15インチ（38センチ）までさまざまだったが、彼女は自信を持って障害物のおかれた場所を歩き、つまずくことはなかった（図2・8参照）。実際、彼女の行動は、そのときに実験に参加した視覚健常者と区別がつかなかった。彼らと同じように足をあげ、どの障害物もクリアした。しかし、驚くことではないが、DFが別の検査で障害物の高さを見積もるように言われると、その答えは、視覚健常者に比べ著しく正確さを欠いていた。

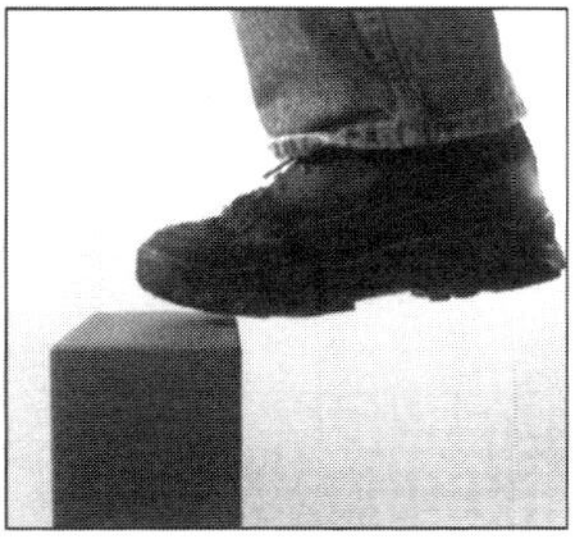

図2・8
障害物をまたぐときの足運び。上げた足のつま先は，障害物の上すれすれを通り，もう一方の足も同様である。つまり，つま先が障害物に触れないようにするためには，安全をとって大きなゆとりをもって足を上げるのではなく，ほんの少しの余裕を残しているだけである。

なぜできるのか？

実験室でのすべての検査結果は、ある意味ではDFが完璧に見えているという私たちの観察を裏づけていた。彼女は、物体の大きさや向き、そしてある程度は形に関する視覚情報を用いて、熟練した動きをする。しかし別の意味では、DFは、物体のこれらの属性がまったく見えていない（そしてそれについてなにも答えることができない）。

　では、ＤＦができる状況とできない状況とでは、本質的になにが違うのだろうか？　すでに述べたように、彼女は、たんに自分の視覚体験をことばで言うことができないのではない。また、眼に見えている物体に反応して熟練した手足の動きを行なうときにのみ、うまくできるのでもない。ポスト入れ課題を例にとろう。彼女がカードを投入口に入れることができるのは、手を用いた動作だったということでは説明できない。というのは、見本合わせ課題でも手を動かさなければならなかったが、まったくできなかったからである。したがって、決定的な違いは、動作がなされたかどうかではない。重要なのは動作の目的である。見本合わせ課題では、視覚健常者は、見たものを手で示すように求められたときには、眼の前にある投入口についての意識的な知覚にもとづいて手を動かす。この場合には、手の向きを変えることは、投入口の向きを伝えるための動作である。実際、この場合は手を使ったが、同じ情報はほかの手段によって伝達することもできたかもしれない。たとえば、紙の上に線を引くこともできただろうし、選択テストなら多数の選択肢のなかから正しい向きを選ぶこともできただろう。もちろん、それをたんにことばで言うこともできたはずである。しかしＤＦは、このどれもできなかった。これは、伝達そのものができないのではなく、伝達すべき視覚的な体験を持っていなかったからである。彼女には、私たちと共有可能な、投入口の向きに関する意識的な体験、少なくとも視覚的な意識体験がなかったのである。

　もともとのポスト入れ課題でＤＦがしなければならなかった動作には、これとはまったく異なる目的があった。カードを投入口に差し入れるためには、手の向きを変えるしかなかった。この回転は、必須の動作であり、伝達のための任意の動作ではなかった。DFが、特定の向きにおかれたブロックや鉛筆を持ち上げようと手を伸ばすときも、同じように手首を動かさねばならなかった。このような動きは、古くからある運動レパートリーの一部であり、現在の霊長類（サルや類人猿）も持っているし、おそらくヒトの祖先も持っていたものである。たとえば、混雑した地下鉄の車内に立っていて、電車が急停車すれば、私たちはとっさに手すりをつかみ、倒れないようにするだろう。私たちは考えずにそうしているが、脳は複雑な処理を行ない、手すりをつかめるように手をすばやくかつ正確に動かしている。これらの動きは、樹上生活を営んでいた私たちの祖先が、枝をつかんだり餌を探し回ったりするときにしなければならなかった、ある種の自動的な手の動きの名残りである。

DFについてもっとも驚くべきことは、さまざまな熟練した動作を誘導するために、物体の向きや大きさ、形といった視覚的特性を（意識することができないのに）用いることができることである。彼女が視覚情報を用いてできることとできないことの違いは、脳が視覚的な入力信号をどのように処理しているかに関して重要なことを示唆する。それは、脳のある領域（DFがその領域を損傷していると考えるだけの十分な根拠がある）が外界についての視覚的意識をもたらすのに決定的な役割をはたしており、一方、それとは別の領域（ほとんど損傷していない領域）は視覚を用いて熟練した動作を即座に制御することに密接に関係している、ということである。

これはおそらくそれほど驚くようなことではない。一方で、私たちは、日常的な動作――とりわけ、速さが重要で、考えている余裕がない状況での動作――をオンラインで制御するために、視覚を必要としている。しかし他方では、考える余裕がある状況では、私たちをとりまく外界を理解するために視覚を必要としている。実際、視覚研究者を含め、ほとんどの人にとって、外界のこの知覚体験のほうが視覚のもっとも重要な側面である。知覚の役目は、たえず変化する網膜上の「ピクセル」状の配列を、私たちをとりまく物体の安定した世界へと変換することである。これによって、外界についての内的モデルを作り上げ、このモデルによってものや出来事に意味と重要性を付与することが可能になり、それらの間の因果関係を理解し日々の出来事を覚えることが可能になる。さらに、知覚を通して、これから行なう動作を考えたり、まわりに見えるものについて他者とコミュニケーションしたりすることが可能となる。

要　約

DFの研究から、視覚がはたしている二つの異なる働きが明らかになる。ひとつは行為を制御することであり、もうひとつは知覚表象を作り上げることである。次の二つの章で見るように、視覚のこうした二つの異なる機能が視覚脳の進化の様式を形作ってきた。脳は、なんでもこなす汎用的な視覚システムを進化させるのではなく、二つのまったく独立した視覚システム——一方は行為を誘導し、もう一方は知覚を担当する——を採用した。

視覚についてこのように考えることは、DFのおかれた困難な状況を理解するのにも役立つ。一酸化炭素中毒（ボックス1・1参照）という事故は、知覚のための視覚に深刻な影響をもたらしたが、行為のための視覚はほぼ無傷のままであった。科学者としての私たち、そしてもちろんＤＦにとっても不幸中の幸いだったのは、その損傷領域がかなり限られていたため、行為のための視覚システムが単独でもよく働き続けているということである。これによって姿を現わしたのは、私たちみなが用いているが、通常は外界に関する現在の視覚体験の陰に隠れてしまっているシステムである。彼女の遭遇した痛ましい事故によってはじめて、この視覚運動システムの存在が明らかになり、その特性や働きを探ることができるようになったのである。

第3章 行為のための視覚が機能しないとき

これまで述べてきたように、ＤＦの視覚の驚くべき解離は、脳には互いに独立した二つの視覚システムが存在することを示している。ひとつは意識的知覚のためのシステムであり、ＤＦではこのシステムが大きく損なわれている。もうひとつは、行為の無意識的な制御のための視覚システムであり、ＤＦではその大部分が無傷であった。しかし、懐疑的な人なら、ＤＦについてあげてきた証拠はみな、弱視の人で見られる症状にすぎない、と主張するかもしれない。行為の制御は、人やものの知覚や認知に比べ視覚情報を必要としないのかもしれない。ＤＦの視覚は、ものをつかんで持ち上げる程度のことはできるが、それがなにかを言えるほどには良好ではないのかもしれない。つまり、視覚システムは二つではなく、ひとつであって、ＤＦの場合には、そのシステムが一定の閾値以下で機能しているにすぎない、というわけだ。一見したところ、これは妥当な主張のようにも思える。しかし、もしそうなら、ＤＦに見られた視覚能力の喪失と保持とは逆のパターンを示す脳損傷患者の症例は存在せず、まず損なわれるのはつねに意識的な知覚のはずである。しかし、この章で見ていくように、そのような患者が現実にいる。しかも彼らは、損傷している視覚脳の領域がＤＦとはまったく異なっている。

バリント症候群

実は二十世紀初頭に、神経学者たちは、視覚運動性として特徴づけられる「視覚」障害の患者の症例をすでに記述していた。この症例は、視覚を行為に変換するのに特異的な障害を持つ。後の研究では、これらの患者のうち、少なくとも何人かは、視覚を用いた運動が著しく困難なのに、視知覚がほとんど損なわれていないことがわかった。彼らの症状は、ＤＦとは正反対のものだった。

ハンガリーの神経学者、ルドルフ・バリントは、１９０９年に、このような障害を持つ患者を初めて報告した。その患者は中年の男性で、両側大脳半球の頭頂葉と呼ばれる領域に広範な脳卒中を発症していた（図３・１参照）。彼の主訴は、眼がよく見えないというものだったが、リサウアーやフロイトの患者のような失認の症状を呈していたわけではなかった。彼はものや人を認識できたし、文字も読むことができた。しかし、左側にある物体を無視しがちで、眼をある物体から別の物体に向けるのも困難なことがあった。しかし最大の問題は、物体が認知できるのに、その物体に手を伸ばしてつかむことができないことだった。彼は、物体に向けてまっすぐ手を伸ばすのではなく、盲人と同じようにおおよその場所を手探りし、あとわずかなところでつかめないことが多かった。た

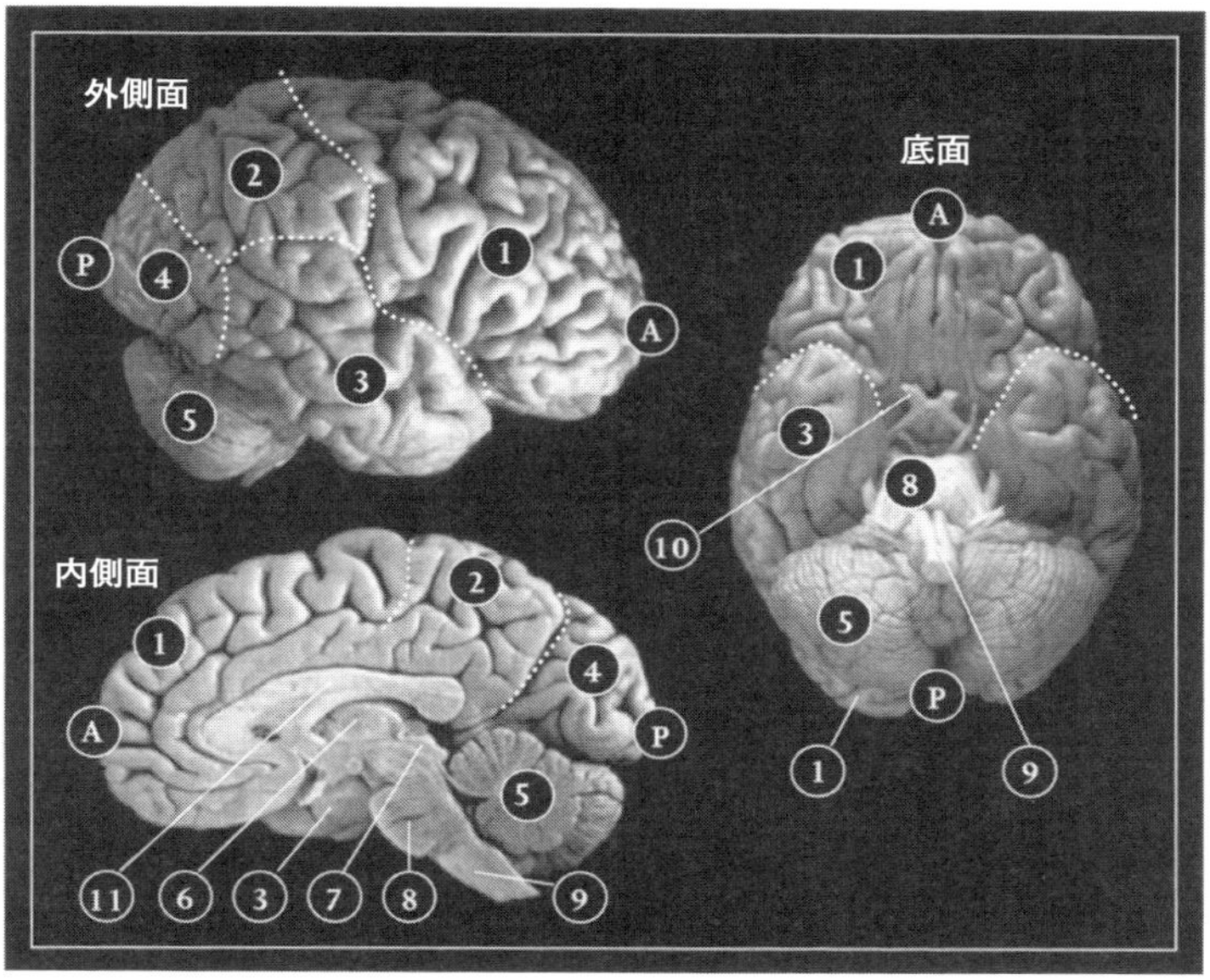

図 3·1
ヒトの脳。それぞれ，外側面，内側面，底面を示す。Aは前部（anterior），P は後部（posterior）。1 前頭葉，2 頭頂葉，3 側頭葉，4 後頭葉，5 小脳，6 視床，7 上丘，8 橋，9 延髄，10 視神経，11 脳梁。

だし盲人とは違い、物体を見ることは完璧にできた。できないのは、物体に自分の手を持っていくことだった。バリントは、このように視覚を用いてものに手を伸ばすことができない症状を、「視覚運動失調」と呼んだ。

　バリントが最初に考えたのは、このように物体に向けて手伸ばしができないのは、物体が視野内のどこにあるかを定位することができないからである、というものだった。しかしその後、この障害は、この患者が右手を用いたときにだけ見られることがわかった。左手を用いたときには、かなり正確に手を伸ばすことができたのだ。これは、物体がどこにあるかを見ることに全般的な障害があるのではない、つまり視空間知覚の障害ではないことを示している。さらに検査を進めるうちに、バリントは、手を伸ばす運動の障害が純粋な運動の問題ではない——右手を適切に動かすことが全般的に障害されているのではない——ことも見出した。彼がこのように推測したのは、患者に眼を閉じて右手を使って身体のさまざまな部位を指し示すように求めると、難なくそれができたからである。

バリントの患者の視覚運動失調は、まさに「視覚運動性」の障害だと言える。というのは、標的に向けて右手を伸ばす際に、標的の位置の視覚情報を利用できなかったからである。したがって、確かにこの障害は標的に向けた行動に影響をおよぼすのだが、それは、視空間情報の処理全般の障害や、あるいは運動制御全般の障害としては説明できない。残念なことに、それ以降の世代の（とりわけ英語圏の）神経学者のほとんどは、この単純な点を見落としてきた。これは、バリントの論文が何年もの間翻訳されなかったことにも原因がある。イギリスと北米の神経学者たちのほとんどは、影響力の強かったイギリスの外科医で科学者のゴードン・ホームズの考え方を踏襲して、このようにものに向けて適切に手を伸ばすことができないことを、視空間知覚の全般的な障害——どんな形式の行動をとるかにかかわらず、すべての空間的な方向づけ行動に影響をおよぼす障害——によるものだと考えてきた。

視覚運動失調ではなにが正常に働かなくなるか？

視覚運動失調の本質がようやく明らかにされたのは、１９８０年代になってからだった。その大部分は、フランスの神経学者、マリー＝テレーズ・ペルナンとアラン・ヴィゲットの研究によるものである。彼らは、視覚運動失調患者にいくつもの視覚運動検査を行ない、どのような行動を示すかを、ビデオを用いて詳細に記録した。バリントと同様、彼らは、患者がさまざまな位置におかれた物体に手を伸ばすときに、誤りをおかすことを観察した。ところが、物体に手を伸ばせなかったのに、その物体の相対的位置をことばで正確に答えることはできたのである。バリントと同様、ペルナンとヴィゲットも、患者が自分の身体の部分を手で指し示す検査では、それが容易にできることを見出した。

ペルナンとヴィゲットは、もうひとつの検査で、これらの患者が円盤に開いた開口部に手を伸ばし、そこに手を入れる能力を調べた［訳注　ポスト入れ課題の原型］（図3・2参照）。開口部の向きは、ランダムに変えることができるようになっていた。患者は開口部でない場所に手を伸ばすという誤りをおかしただけでなく、手の向きも誤った。しかし、これらの患者の何人かは、ことばで答えるように求められると、開口部の向きの違いを容易に答えることができた。したがって、手を伸ばすときに開口部の向きに合わせられなかったのは、向きの違いを知覚的に区別することができなかったからではない。この場合も、障害は本質的に視覚運動性のものであった——開口部と同じ向きになるように手を誘導することができないという障害だった（もちろん、手が円盤に接触してから、触覚を用いて位置を修正し、開口部に手を入れることはできた）。

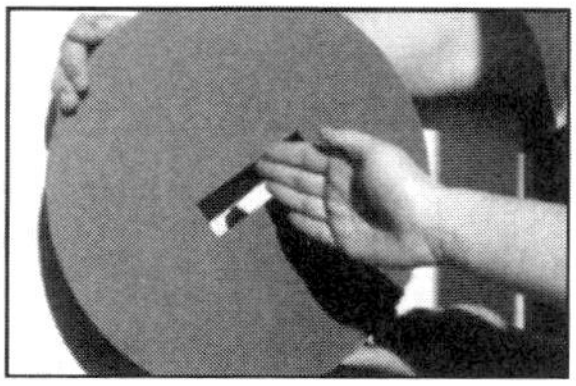

図 3·2
マリー＝テレーズ・ペルナンとアラン・ヴィゲットは，「視覚運動失調」患者は物体に正確に手を伸ばすことに障害があるだけでなく，手を開口部に入れようとするときに，誤った向きにしてしまうことを発見した。しかし，患者はことばで開口部の向きを言うことは難なくできた。

前の章で述べたように、ＤＦが顕著な視覚形態失認の症状を持ちながら、視覚運動能力を保持していることを最初に決定的に証明することができたのは、ペルナンとヴィゲットのこの課題を採用したおかげだった。というのは、視覚運動失調の患者が示す遂行パターンは、ポスト入れ課題でのDFの遂行パターンとは逆の関係にあったからである。それでは、この対照的な二つのタイプの患者で見られた明確な差異は、さまざまな大きさの物体をつかむといった、DFがよくできるほかの検査でも見られるだろうか？

これに関連した証拠が集められたのもフランスで、前の章で言及したマルク・ジャヌローによる。ジャヌローは、健常者において、視覚によって誘導されるつかむ動作を定量的な測定法を用いて分析した先駆者であった。ジャヌローは、健常者が手を伸ばしてものをつかむ際には巧みに調整された運動パターンが見られるが、視覚運動失調の患者ではこれが大きく崩れているということを明らかにした。視覚運動失調の患者は、まず運動の初期段階で手を開いて、次に目標物に接近するにつれて徐々に手を閉じるのではなかった。健常者が物体を見ずに手を伸ばすときのように、運動中はずっと手を大きく開いたままであった（図３・３参照）。数年前のことだが、ジャヌローたちは、両側の頭頂葉領域に広範な損傷を負ったアンヌ・ティエリという患者を調べた。この患者の損傷部位は、バリントの最初の症例によく似ていた。彼らは、私たちが以前ＤＦに使用したのと同じような見本合わせ課題とつかみ課題を用いた。アンヌは、さまざまな大きさの物体に手を伸ばす際に、手

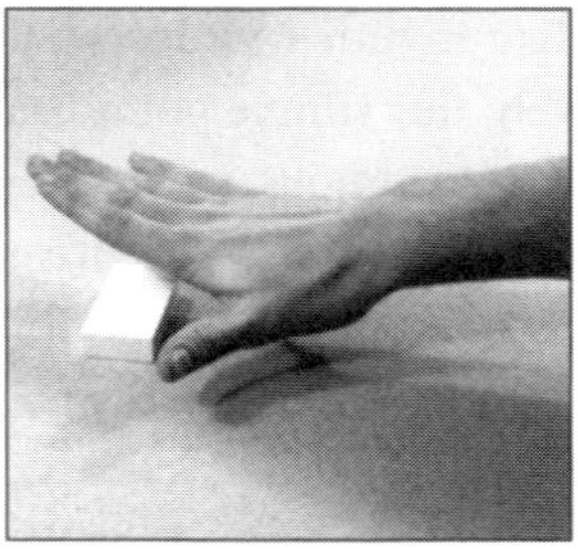

図 3·3
視覚運動失調患者に見られる，うまくつかめない場合の典型例。この手の形は，あることがわかっている物体を暗中で手探りする場合の手の形に似ている。ただし，患者は物体が完全に見えている。

の開き幅を物体の大きさに合わせることができなかったが、人差し指と親指を用いて物体の大きさを示すことはできた。この結果も、私たちがＤＦで得た知見を補完する。

これらの研究は、視覚運動失調の患者が、物体に向けた動作に障害があるというだけでなく、物体の大きさや向きが重要なほかの視覚運動課題でも障害が見られるということを示している。一方、大きさや向き、相対的な位置にもとづいてものを見分けることが求められているときには、このような患者の多くは課題をうまくやりとげる。先ほど述べたように、この行動パターンは、私たちがＤＦで見出したパターンとは逆である。さらに、私たち自身が得た証拠もある。ルース・ヴィッカーズという視覚運動失調の患者を、前の章で述べたブレイク図形を用いて検査することができたのである。私たちの関心は、この患者がＤＦが示した結果と正反対のパターンを示すかどうかにあった。

ルースは、カナダのオンタリオ州に住む中年の主婦で、最近脳卒中を二度発症していた。一度目は両側性の脳卒中で、二度目の脳卒中はそのあと一週間経たないうちに起きていた。脳画像によると、頭頂葉の両側が左右対称に損傷しており、その部位はバリントの患者とよく似ていた（図3・4参照）。その症状も、バリントの患者とよく似ていた。ルースの症状は、私たちが会ったときにはある程度回復していたものの、依然として重い視覚運動失調を抱えていることは明らかだった。彼女は、見えてはいるが直接視線を向けていない物体に正確に手を伸ばすことがまったくできなかった。それでも、物体に直接視線を向けたときには、ある程度正確に手を伸ばすことができた。

しかし、視線を向けている物体を持ち上げるためにルースが行なう手伸ばしは、空間的な位置は

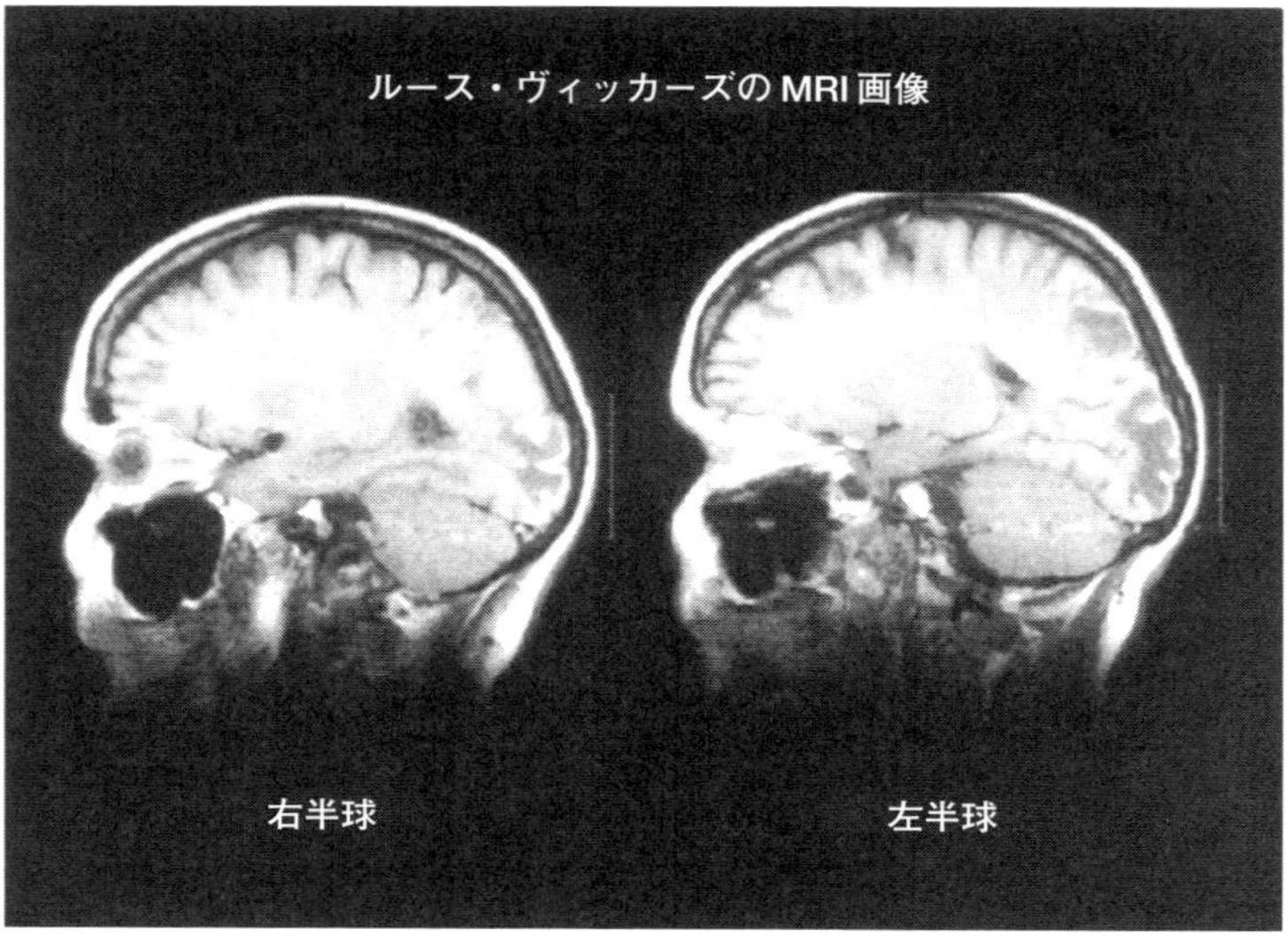

図 3･4
ルース・ヴィッカーズの脳のMRI画像。脳の各半球の縦断面を示す。脳の後方部に見える白い領域は，２度の脳卒中によって両半球の組織が変性していることを示している。

正確だったものの、正常とはとても言えなかった。アンヌ・ティエリと同じように、物体に手を伸ばすとき、その大きさとは無関係に手を大きく広げたままで、健常者に見られる典型的な手の開きの調節を示さなかった。だが、人差し指と親指を使って、物体がどれぐらいの大きさかを示すように求めると、アンヌと同じく大きさを正確に示した。またルースは、見せられた物体や絵のほとんどを難なく描くことができた。実際、脳卒中によって鉛筆やペンを上手に動かすことができなくなってはいたが、それとわかるほどには絵を模写できた（図３・５参照）。つまり、外界に関するルースの視覚体験はほとんど損なわれておらず、自分が見ているものを私たちに容易に伝えることができた。この点は、ＤＦとは正反対だった。

ルースがさまざまな形やパターンを区別できたので、私たちは、以前ＤＦの検査で使用した滑らかな小石のような形も容易に区別できるだろうと予想した。結果はその通りだった。ルースにこれらのブレイク図形を対にして提示すると、二つの形が同じかどうかを、ほぼ正しく答えることができた。彼女は時折間違いもしたが、それは、同じ図形が向きを変えて提示された場合だった。しかし、彼女の成績はＤＦの成績よりもずっとよかった。だが、その図形をつまみ上げる課題になると、成績は逆転した。ルースには、基本的な障害が見られた。安定した位置でつまむのではなく、人差し指と親指をほぼランダムな位置においたのだ（図3・6参照）。これは必然的に、指が小石に触ってから、触覚に頼って握り方を修正しなければならないことを意味していた。そうしなかった場合には、彼女の手から小石が滑り落ちることが多かった。このように、彼女の脳のどこかではこれらの物体の形が確かに分析されていたが、手はその情報を利用できなかった。

　これらの研究はすべて、視覚運動失調ではなにが正常に働かなくなるのかを明らかにするのを助けてくれる。ペルナンとヴィゲットやジャヌロー、そして私たちが調べた患者たちはみな、視覚運

図 3･5
DFとは異なり，ルース・ヴィッカーズは，左側に示した線画を認識したり，その名前を答えたりするのに障害はなかった。模写したときも，線画の特徴の多くをとらえることができた。しかし明らかに，線画を描くときには，自分の動きを調節するのが困難だった。

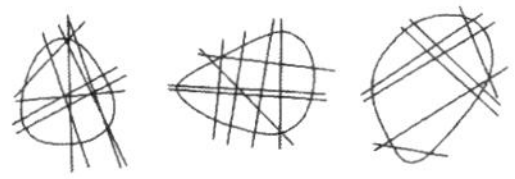

図 3･6
ルース・ヴィッカーズがブレイク図形をつまみ上げるときの例。DFとは異なり，不適切な位置に指をかけるため，うまくつかめないことが多かった。Goodale, M.A., Meenan, J.P., Bülthoff, H.H., Nicolle, D.A., Murphy, K.J., & Racicot, C.I.（1994）Separate neural pathways for the visual analysis of object shape in perception and prehension. *Current Biology, 4*（7), 604-610, Figure 5より。

動失調の典型的症例だった。損傷した部位は、バリントの患者と同じ頭頂葉の領域だった。また、空間のさまざまな位置にある目標物に向けて、見ながら手を伸ばすときにも、バリントの患者と同様に不正確だった。ペルナンとヴィゲットの患者たちが物体に手を伸ばすことができないのに、その相対的位置は答えることができたという事実は、視覚運動失調が、ゴードン・ホームズが主張したような空間知覚の全般的障害の一部なのではなく、バリントが主張した視覚性の運動障害だということを示している。

しかしもうひとつ、ホームズの主張を疑うに足る重要な理由がある。すでに見たように、視覚運動失調の患者の多くは、物体がどこにあるかを見ることができるという意味で通常「空間的」とは言えない障害を示す。たとえば、物体をつまみ上げるときに、適切に手首を回転させたり、適切に手を開いたりすることがない。私たちが調べたルース・ヴィッカーズは、つまみ上げようとする物体の辺縁の適切な位置に指をおくことができなかった。つまり、熟練した運動出力を制御するメカニズムはある範囲の視覚的属性をもはや使えないが、その範囲は当初バリントが考えていたよりもはるかに広いのだ。したがって、視覚運動失調を、空間的符号化の障害——すなわち外界にある物体の空間的位置を見る際の障害——としてとらえることは妥当でない。むしろ視覚性運動の障害としてとらえるほうが、ずっと理にかなっている。ロボット工学で言えば、視覚運動失調は、(入力信号を処理する)センサーと(出力を与える)アクチュエータをつなぐ制御システムの故障に相当する。これらの制御システムでは、関連するすべての光学的情報をセンサーから取り込み、ロボットの目標指向運動のプログラミングと制御のためにその情報を再符号化する。ヒトの脳にもこれと似たシステムがあり、目標物の大きさや形、向き、動き、空間的位置といった視覚情報を、熟練した動作をするためのプログラミングと制御の符号に変換している。

要約

この章では、視覚運動失調の患者が、さまざまな点において、DFとは正反対の視覚能力の喪失と保持のパターンを示すことを見てきた。これは、DF（そしてもちろん視覚運動失調の患者）になにが起こっているかを解釈する上で、理論的に重要である。この章の初めにとりあげた問題に関して言えば、脳損傷がDFの視覚体験の質を一様に低下させ、その結果DFは、容易な課題なら以前のようにできるが、別の「より難しい」課題はできなくなった、というのではない。もしそうだとすれば、ルースもアンヌも、DFと同じような能力の喪失と保持のパターンを示すはずである。しかし彼らの示すパターンは、DFとは正反対であった。この事実は、汎用的な単一の視覚システムということでは説明できない。

逆に、DFが視知覚に著しい障害があるのに、視覚性運動の制御は正常であるという事実も、視覚運動失調について一般になされてきた説明を退ける。一部の研究者は、視覚運動失調はたんに視知覚と行為の連絡が絶たれた結果——すなわち「離断」——であり、知覚情報が運動システムに伝わらなくなってしまったのだ、と主張してきた。直観的にもっともらしそうに見えるこの説では、視覚情報の処理は一種類だけで、その処理によって、意識的な知覚だけでなく、すべての行為の視覚的誘導も可能となる、と考える。しかしもしそうなら、物体の形の視知覚を失ってしまったＤＦは、どうやって物体の形にもとづいた動作が行なえたのだろうか？　もし彼女が見えていないとすれば、視覚を用いた動作をすることはできないはずである。つまり、ＤＦが保持している能力は、視覚運動失調を離断で説明することへの反証となっている。

二つのタイプの患者の間で、失われた能力と失われなかった能力が逆のパターンになることは、専門的には「二重解離」と呼ばれている。二重解離が示しているのは、脳損傷によってある課題（たとえば再認テスト）ができなくなるが、別の課題（たとえば視覚運動技能テスト）はできるとき、その違いは後者の課題が前者の課題よりもやさしかったからだとは結論できない、ということである。二重解離のうちのもう一方（視知覚は正常で、かつ視覚運動障害が見られる場合）も存在するので、この結論は成り立たない。

さらに二重解離が示唆しているのは（証明はできないが）、ほぼ独立した異なる脳のシステム（脳の「モジュール」と言われることもある）が、解離した二つの能力のそれぞれに関与している、ということである。そのような二つのモジュールの存在を証明するには、脳の構造といった別の種類の研究による証拠も必要になる。次の章では、視覚システムがモジュールから成るという考えを支持する証拠について見てみよう。

第4章 視覚の起源——モジュールからモデルへ

私たちの多くにとって、視覚は卓越した感覚だ。私たちはたんに視覚刺激に反応するだけでなく、視覚世界を構成する要素としてそれを見る。視覚世界は奥行きと実体を持ち、そしてもっとも重要なことだが、持続する存在として私たちの外にある。私たちは、見ることで外的実在についての知識のほとんどを得ており、その知識は、ほかのものをどう見るかにも大きく影響する。実際、視覚的知識は意識の基本的内容の大部分を決めている。視覚的知識によって、将来の行為を計画したり、その行為の結果を思い描いたり、過去に見たことや行なったことを（時には喜びや悲しみを感じながら）追体験したりすることが可能になる。また視覚は、私たちの考え方だけでなく、感情にも影響する。視覚体験も、過去に体験したことの視覚的記憶も、喜怒哀楽の強い感情を引き起こす。私たちの心的体験においてこれほど視覚が重要なのだから、視覚に関する比喩表現が多いのも、当然と言えば当然である。たとえば、「話が見えない」や「一目瞭然」と言ったり、「心の眼」で行為の結果を「見通せる」ことを「先見の明」がある（「予見する」）と言ったりする。

そのような生き生きとした体験をもたらすこととその体験によって得られる知識こそが、もっぱら視覚の存在理由だと考えたくもなる。しかし進化という観点から言えば、視覚脳は意識的な視覚体験をもたらすように設計されたシステムとして始まったわけではない。意識体験を生じさせるという側面は確かにきわめて重要ではあるが、それは進化の歴史のなかでは比較的最近になって出現したものだ。では、視覚はそもそもどうして出現したのだろうか？

この問いに答えるためには、進化生物学に眼を向け、次のように問う必要がある。「視覚はなんのためにあるのか？」生物学観点から得られる答えはきわめて明快だ。視覚が進化したのは、それが動物の適応度をとにかく高める——生存し繁殖する能力を高める——からである。自然淘汰（すなわち、集団内でそれぞれの個体がどの程度生き延びられるか）は、究極的には、動物が視覚を用いてなにをするかにかかっており、なにを体験するかにはよらない。したがって視覚は、進化という遠い時間の彼方で、生物の行動を誘導する方法として出現したのに違いない。私たちの眼や脳がどのように進化するかを決めてきたのは、私たちの祖先の行動が実際に有効だったかどうかであった。つまり、淘汰圧は、内的な「映像ショー」に対してではなく、もっぱら外に現われる行為のために視覚がなしうることに対して働いたのである。もちろんこれは、視覚的思考や視覚的知識が（そして視覚体験も）、自然淘汰によって生じたのではない、ということではない。しかしこれらが出現したのは、このような心的プロセスが行動に利益をもたらしたからこそである。ヒトの複雑な視覚に戻る前に、おそらく心的体験はないと思われる単純な生物では、視覚がどのような役割をはたしているのかを少し考えてみよう。

視覚の起源

ミドリムシのような単細胞生物は光をエネルギー源として使っており、水中における光の照度レベルの違いに応じて泳ぎ方を変える。ミドリムシはこのような行動によって、重要なエネルギー源である太陽光が利用できる環境に居続けることができる。とはいえ、この行動は光によって制御されているものの、ミドリムシが光を「見ている」とか、外部世界に関するある種の内部モデルを持っているとまじめに主張する人はいないだろう。この行動を理解するためのもっとも単純で明快な方法は、それが単純な反射であって、光の強さを泳ぐ速さや方向に変換していると考えることである。この種のメカニズムはもちろん光によって働くが、多細胞生物の視覚システムと比べればはるかに単純である。しかし、脊椎動物のような複雑な生物の場合でさえ、視覚の多くの側面は、運動を制御するシステムとして完全に理解することができ、知覚体験や外界の汎用的な表象（内部表現）を持ち出す必要はない。

脊椎動物は、視覚に誘導されるさまざまな種類の行動を行なっている。驚くことに、実は、これらの活動の様式が異なれば、それを支配する視覚制御システムもまったく異なる。たとえば、1970年代に神経生物学者のデイヴィッド・イングルが示したのは、カエルが行く手を阻む視覚的障害物を回避するときに用いる視覚運動制御モジュールが、獲物を捕獲するときに用いる視覚運動制御モジュールとは別物だ、ということであった。これらのモジュールは並列した経路を成し、それぞれの経路は眼から脳を通り、行動を実行する運動出力システムに直結している。イングルは、カエルの脳の神経が哺乳類の脳とは異なり、損傷を受けても再生して新たな連絡を形成することができることを利用して、これらのモジュールの存在を証明した。この実験で彼は、獲物の捕獲のための視覚運動モジュールを「つなぎ変える」ために、まず、片側の脳の視蓋と呼ばれる組織を取り去った。この手術によって、眼から（取り去った側の）視蓋へと情報を伝える視神経が切断された。数週間たつと、切断された神経が再生した。しかし正常な目的地がないので、いったんは視交叉で交叉したのに後戻りして［訳注　通常、カエルの右眼の視神経は視交叉で交叉して左側の視蓋に達する（左眼の視神経はその逆になる）］、残っている側の視蓋に連絡した。その後、「神経をつなぎ変えた」カエルを人工的な獲物を用いてテストしたところ、カエルは向きを変え、獲物を捕獲するためにすばやく舌を伸ばしたが、その方向は獲物が提示された側とは逆方向であった（図4・1を参照）。この「左右逆の」行動が生じたのは、カエルの獲物捕獲システムが誤って配線し直されたことによる。

しかしこれは、カエルの視覚世界全体が左右反転しているということではない。イングルがこの同じカエルを用いて、行く手を阻んでいる障壁を避けてジャンプする能力をテストすると、その運動はまったく正常だった。獲物の捕獲でエラーをおかした同じ場所に障壁がおかれても、ジャンプは正常だったのである（図4・1を参照）。あたかも、カエルが障壁を回避するときには外界を正確に見ているが、獲物を捕獲するときには外界を左右逆に見ているかのようである。実際イングルは、視神経が依然として障害物回避モジュールと正常に連絡していることを発見した。このモジュール

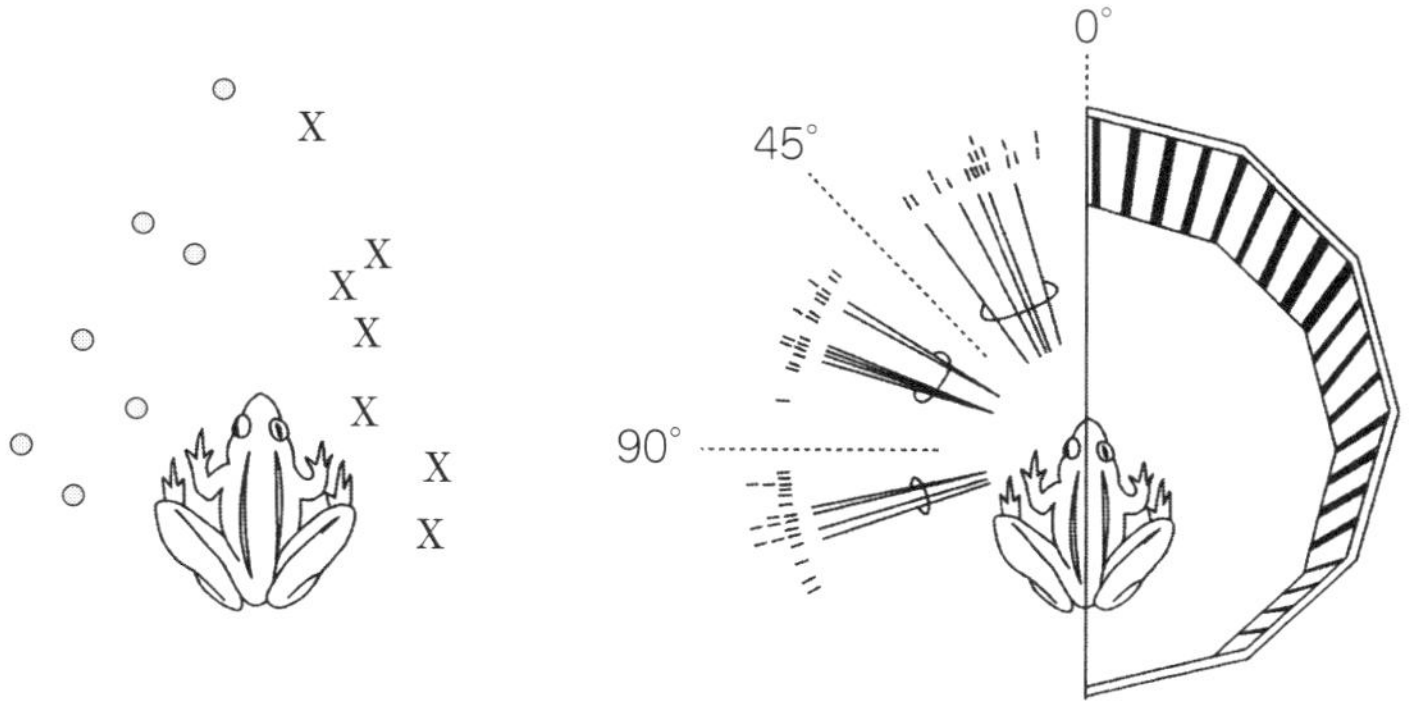

図 4･1
「神経をつなぎ変えた」カエルは，獲物の捕獲行動と視覚誘導性の障壁回避行動の解離を示す。左の図は，視蓋のないほうとは反対側の眼に獲物（○で示された位置）を提示したとき，カエルがそれとは左右逆の位置（×で示された位置）に舌を伸ばしたことを表わしている。これは，視神経が脳の本来の側とは反対側に連絡しているからである。視蓋は，この眼からの信号が（通常の視覚入力源である）もう一方の眼から来ていると解釈する。右の図は，このカエルが，障壁があるときに後ろから触られた場合，どの方向にジャンプしたかを示している。障壁は時には，正中線を越えて，神経をつなぎ変えたほうの眼の視野内の45度や90度の位置まで拡張されることもあった。うまく回避するためには，カエルは身体を回転させ，障壁の端にかからないようにジャンプしなくてはならない。カエルは，正常なカエルとまったく同じように，つねに障壁を避けることができた。これは，つなぎ変えられたのが眼から視蓋への投射だけであり，障壁の回避行動を可能にするほかの投射は正常に連絡しているからである。Ingle, D.J.（1973）Two visual systems in the frog. *Science, 181*, 1053-1055, Figures 1 and 2より。

は、視蓋とは別の脳の部分にあった。ここは、視蓋のすぐ前方に位置し、視蓋前域と呼ばれている。イングルは引き続き、別のカエルで視蓋前域だけをつなぎ変えることができた。これらのカエルは、眼の前にある障壁を回避するのではなく、それに向けてジャンプした。しかし、獲物の捕獲行動は正常なままだった。

では、これらの「神経をつなぎ変えた」カエルにはどう「見えていた」のだろうか？　これに対する満足できる答えはない。この問いは、脳には動物のすべての行動を支配する単一の外界の視覚表象があると考えたときにのみ、意味をなす。しかし、イングルの実験から明らかになったのは、この考えがおそらくは間違っているということだった。もし、カエルの脳に複数の独立した視覚運動モジュールがあるということを受け入れるなら、謎はなくなる。現在では、カエルの脳には少なくとも五つの独立した視覚運動モジュールがあることがわかっている。各モジュールは、それぞれ種類の異なる視覚誘導性の行動を担い、独自の入出力経路を持っている。これら異なるモジュールの出力はもちろん協調し合わなければならないが、外界に関する単一の視覚表象がカエルの脳のどこかにあって、その表象によってすべての出力が誘導されているわけではない。

哺乳類にも、同じような視覚運動「モジュール」が存在する。これは、視覚システムの構造からもわかる。ボックス4・1に示したように、網膜は脳のさまざまな部位に視神経線維を送っている。次にこれらの脳の構造のそれぞれは、別の部位に連絡している。哺乳類の脳にこのような別々の入出力線が存在するということは、カエルの場合とまったく同様に、それぞれが異なる種類の行動の制御に関与していることを示唆している。哺乳類の脳はカエルの脳より複雑ではあるが、モジュール性という同一の原理が依然として当てはまるように見える。たとえば、ラットやスナネズミでは、エサに向けた頭部や眼の定位運動に関わる回路は、走っているときに避けなければならない障害物をあつかう回路とは別物である。実際、哺乳類におけるこのような脳の回路は、カエルについて述べた回路と直接対応しており、哺乳類と両生類とが共通の祖先を持っていることを反映している。たとえば、ラットやスナネズミでは頭部と眼の定位運動を制御する回路には、視蓋（哺乳類では上丘と呼ばれている）が含まれるが、カエルではこれと同じ構造が、身体の向きを変えて舌を伸ばしてハエを捕獲する行動を制御している。

ボックス　4・1　眼から脳に至る経路

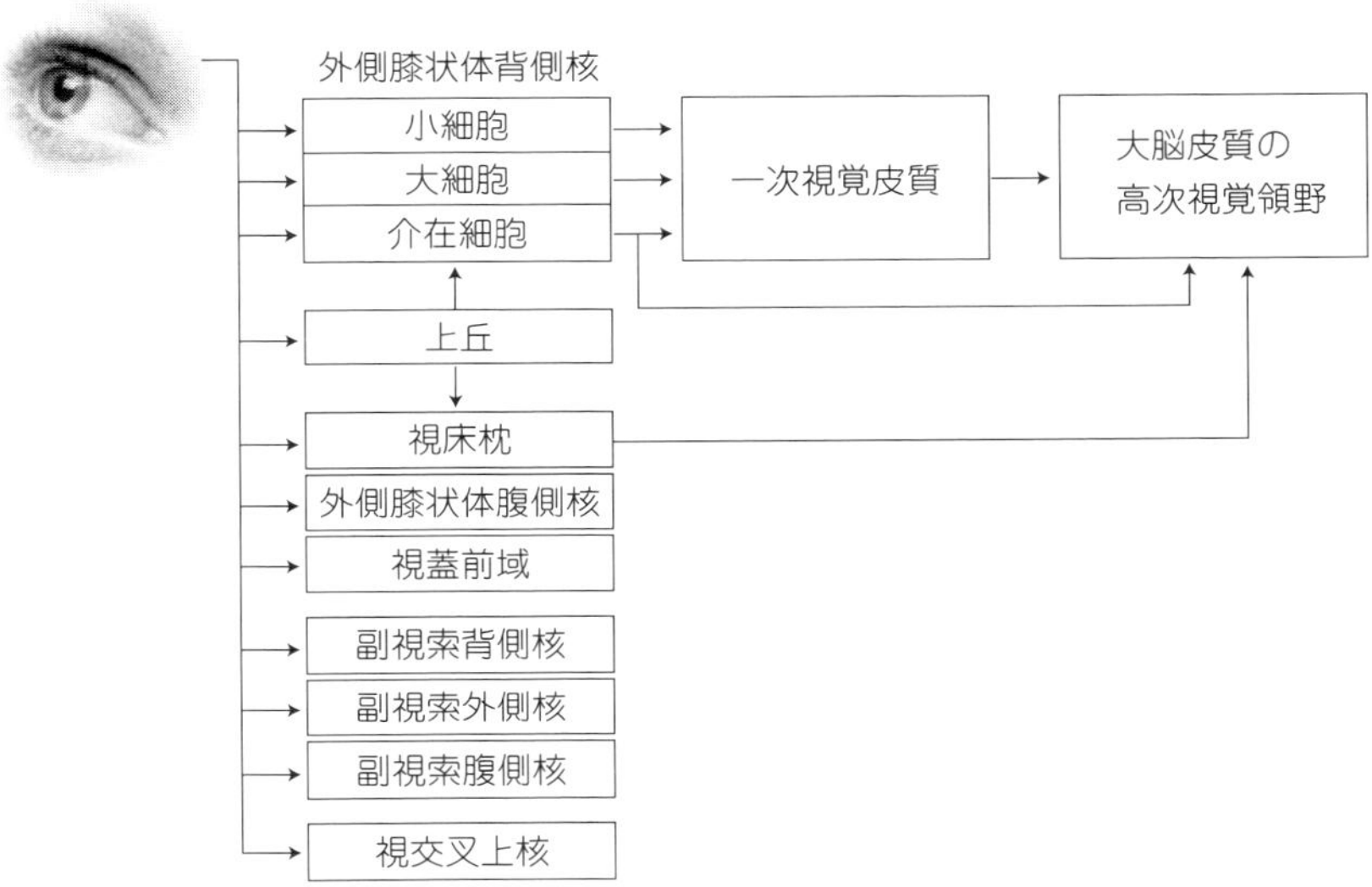

網膜にあるニューロンは，脳の多くの異なる領域に情報を送っている。ヒトやほかの哺乳類では，眼から脳に至る経路は大きく分けて二つある。ひとつは上丘（SC）に投射する経路で，もうひとつは視床にある外側膝状体背側核（LGNd）に投射する経路である。上丘に至る視覚経路は，進化の点で古いシステムで，両生類やハチュウ類，鳥類のようなほかの脊椎動物において際立っている。上丘（哺乳類以外の脊椎動物では視蓋と呼ばれている）は層状の構造をなし，中脳の屋根（ラテン語で tectum）を構成している。上丘は，脳のきわめて多くの組織と相互に連絡しており，それには脳幹や脊髄にある運動核（ニューロン群）も含まれる。また，大脳皮質の多くの部位にも入力信号を送っている。上丘は，動物が視野内の重要な（あるいは興味深い）物体に向けた急速眼球運動や頭部運動の制御に重要な役割をはたしているようである。

LGNd に至る経路は，ヒトやほかの高等哺乳類ではもっとも際立った視覚経路である。霊長類の LGNd にあるニューロンは，そのあと大脳皮質に投射し，そのほとんどの線維が最終的に後頭葉の一次視覚野（有線野）（最近では V1 と呼ばれることが多い）にたどり着く。皮質へのこの投射システムはおそらく，神経科学のなかでもっとも研究が進んでいる。このいわゆる「膝状体 - 有線野」経路が科学者を魅惑してきたのは，外界に関する私たちの主観的体験がこの投射システム

次ページへ→

が支障なく働くことによっているという事実と関係している（第５章の「盲視」の節を参照のこと）。

上丘と外側膝状体背側核への投射は，ヒトの脳では視覚経路として際立ってはいるが，このほかほとんど研究されていない網膜からの経路がいくつもある。視神経から最初に分かれる経路のひとつに，いわゆる視交叉上核（SCN）に投射する小さな線維束がある。視交叉上核への投射は，私たちの体内時計を昼夜の周期に同期させる役目を担っている。

外側膝状体腹側核（LGNv），視床枕《ししょうちん》とさまざまな視蓋前域核，さらに脳幹の三つの神経核（副視索（AOT）の神経核群としてまとめられている）への投射も存在する。これらさまざまな投射がどのような機能を持っているかはまだよくわかっていない（視覚刺激に対する多くの「自動的な」反応の調節に重要な役割をはたしているようだが）。AOT は，歩行のある側面や姿勢の視覚性制御に関係すると考えられており，環境内を移動するときに生じる網膜上の光学的流動に対しても感度が高いことが示されている。AOT はまた，眼の前を通る列車のような大きな動く視覚刺激を見るときに起きる特徴的な眼球運動──列車の進行方向への速い眼球運動とそれとは反対方向への遅い眼球運動とが交互に繰り返される──の制御にも重要な役割をはたしている。網膜から一部の視蓋前域核への投射は，瞳孔の対光反射（浜辺やゲレンデのような明るい環境に急に出たときに起きる瞳孔の収縮）を制御する回路の一部であると考えられている。また，両生類や下等哺乳類の研究では，一部の視蓋前域核が，自分が動くときの視覚誘導性の障害物回避に関与している，という証拠もある。しかし，ほかの視蓋前域核，外側膝状体腹側核，視床枕の機能については，まだほとんどなにもわかっていない。

動物の行動レパートリーの一部がそれぞれ別の視覚制御システムによって制御されているという事実は、すべての行動が視覚世界の単一の汎用的な表象によって制御されているという、よく見られる考えに対する反証になっている。どうやら視覚は、生き物に外界を「見る」ことを可能にさせる単一のシステムとしてではなく、互いにある程度独立した視覚運動モジュールの大規模な集合として進化してきたようである。

知覚のための視覚

もちろん、ヒトやほかの霊長類（たとえばサル）のような複雑な動物では、視覚は一連の個別の視覚運動モジュールを越えて進化してきた。確かに私たちの行動の多くは、感覚入力に強く制約されているわけではない。カエルでさえ、これまでの視覚体験からある程度のことを学習できる。しかしヒトやほかの高等霊長類は、外界に関するこれまでの視覚体験や知識をより柔軟なやり方で利用し、これから実行することに役立てることができる。たとえば、なにを実行するかを決める前に、さまざまな行為の場面を心のなかで思い描くことができる（自分がそうしている様子を視覚的にイメージすることが多い）。

言いかえると、視覚は、いまここだけでなく、時と場所を別にした「オフライン」でも役に立つのだ。そうすることで、視覚脳は、見ている視覚的光景に関する豊かで詳細な表象を作り出す。私たちは動物がなにを体験しているかはわからないが、少なくともヒトにおいては、そのような知覚表象を通常は意識できる。私たちはそういった表象を体験し、他者にそれを伝えることができる。こういった表象を生み出す視覚的メカニズムは、これまで述べてきたようなカエルの単純な視覚運動モジュールとはまったく異なり、進化の時間のなかでつい最近になって出現してきたようである。これらの新たなメカニズムは、特定の運動出力と直接結びつくのではなく、多くの異なる目的のために使える知覚表象を作り出す。さらに第1章で述べたように、外界に関する私たちの知覚は、眼に映る光のパターンだけによって生み出されるのではなく、記憶や情動、期待によっても形作られる。視覚運動メカニズムはおもにボトムアップ的に駆動されるが、知覚には重要なトップダウン的要素もある。記憶は、このようにトップダウン的なやり方で私たちの知覚に影響をおよぼすが、記憶自体もこれまでの知覚から構成されている。このようなトップダウンとボトムアップの双方向の処理の結果、知覚と記憶は文字通り混ざり合うことになる。たとえば、私たちは夢のなかでも視覚的な体験をするが、これはもっぱら記憶から呼び起こされたトップダウン的プロセスによって生み出されている。

これらの汎用的な表象は、目標を選択し、あらかじめプランを立て、一連の行為を決めることを可能にするという点で、私たちに大きな利点をもたらす。しかし、そのような表象は、運動システムに直接的な関係を持つことはない。私たちの行為のオンラインの視覚的制御にも、専門化した視覚運動モジュールが依然として関与しているが、これはカエルで見られたのと原理的には同じものである。

注意してほしいのは、「見ている」ものについて話すとき、私たちは知覚システムが生み出したものについてだけ話している、ということである。しかしつい最近まで、視覚研究者は、データを収集する際に、知覚の報告以上のものをあつかう必要はないと考えていた。実際、視覚研究におけるとりわけ重要な伝統、心理物理学は、見えるものと見えないものについての被験者の言語報告だけに頼り、これが視覚のすべてだと考えてきた。心理物理学は、十九世紀のドイツの物理学者であり、後に哲学に転向したグスタフ・フェヒナーによって創始された。知覚システムの能力と限界について多くのことがわかるようになったのは、心理物理学のおかげである。しかしそれは、私たちが行なう熟練した運動を視覚がどのように制御しているかについて言及することはなかった。心理物理学がこの問題を見落としてきたのは、たんに、意識的報告が行為を司る視覚運動システムにアクセスできないためである。私たちは、眼の前にあるコーヒーカップに関する視覚体験を意識することができるが、この体験は、カップを持ち上げるのを可能にする特定の視覚情報についてはなにも教えてくれない。

行為のための視覚

ヒトのような高等哺乳類の脳では、知覚システムの進化と並行して、視覚運動システムもしだいに複雑なものになった。そのおもな原因は、動きそのものが複雑になったことにある。私たちの祖先の霊長類における画期的な進化のひとつは、手がものをつかめるようになったことである。ヒトの手は、器用にものをつかみ操作するすぐれた装置である。産業用ロボットのような精密な機械を開発するには、その制御のために同じぐらい精密なコンピュータを組み込む必要がある。これと同じように、霊長類の手の進化も、複雑な制御システムの進化を必要とした。同様に、眼球運動の制御もより精密になり、手の運動制御と密接に連動するようになった。つまり、こういった変化はみな、新たな脳回路の進化によって可能となったのである。脳のなかのこういった新たな制御システムの多くは、脳のより古い部分にある基本的モジュールにその起源や関係を持つが、これらのモジュールそのものは、すでにカエルのような単純な脊椎動物にもある。

新旧のシステムがどのように結びついているかの代表的な例は、サルやヒトのような霊長類における急速眼球運動（サッケード）の制御である。すでに見たように、齧歯類における頭部運動や眼球運動は、カエルにおける捕食行動の制御と同一の器官（視蓋、あるいは上丘）によって制御されている。霊長類の頭部運動や眼球運動をプログラムするしくみでも、同じ器官が中心的な役割をはたしている。しかし霊長類の場合には、こういった古い視覚運動性の回路は、より新しい脳の構造によって調節を受け、より洗練されたものになっており、そこではより複雑な計算が行なわれている。

一見すると、これは奇妙に思える。なぜ自然は、まったく新しいシステムを一から作り上げなかったのだろうか？　アメリカの神経生物学者、ジョン・オールマンは、『進化する脳』という著書のなかで、１９７０年代にある発電所を訪れたときのことを書いている。彼にとって印象的だったのは、その発電所にはさまざまな年代に作られた発電機があったが、それぞれに違う種類の制御システムがあり、それらのシステムがいくつも共存していることであった。空気圧による制御もあれば、真空管を用いる制御システムもあり、最近の幾世代かはコンピュータによる制御システムであった。こういったシステムすべてが用いられ、この発電所における発電のプロセスを制御していた。彼がなぜこうした奇妙な組み合わせなのかを聞くと、返ってきた答えは、電力需要があまりに大きすぎるため、発電所を停止するわけにはいかない、というものだった。オールマンは次のように書いている。

> 脳は、この発電所の制御システムと同じようなやり方で進化してきた。発電所と同じように、脳は活動を停止できないし、世代間においてさえ構造を根本的に変えることはできない。古い制御システムはすべて元のところにあり続けなければならない。付加的な能力を持つ新しいシステムは、生存を高めるようなやり方でつけ加えられ、統合されるのだ。

しかし、高等哺乳類におけるこれらの拡大した視覚運動システムは、はるかに複雑な行動を制御してはいるものの、基本的には自動的なままであり、意識的にアクセスできないという点ではカエルと（この点ではミドリムシとも）大差ない。このようなシステムは、受けとる視覚情報についてより複雑で細かな計算を行なうが、外界に関する視覚的表象を持たなくとも完璧にうまくやってのける。実際、こうした視覚運動ネットワークは、産業用ロボットと同様、外界に関する意識的な表象を必要としない。つまり、知覚表象のおもな役割は、行為の実行にあるのではなく、むしろヒトや動物がある特定のやり方で行為しようという結論に達するのを助けることにある。

この章の最後の節で見るように、霊長類では、哺乳類の脳のもっとも際立った部分――大脳皮質――のなかの視覚情報処理を司る領域の面積が大幅に増えた。このような脳の発達は、すでに見た二つの密接に関連する進化を反映していると考えられる。すなわち、ひとつは、視覚世界のなかの物体がなにかを理解し、その物体に意味と重要性を付与する知覚システムの出現である。もうひとつは、そういった物体に向けた熟練した行為を実行可能にする、より複雑な視覚運動システムの出現である。

視覚を司る部位――霊長類の皮質の二つの視覚経路

１９８２年、画期的な論文が発表された。視覚神経科学の分野において、後にも先にもこれほど

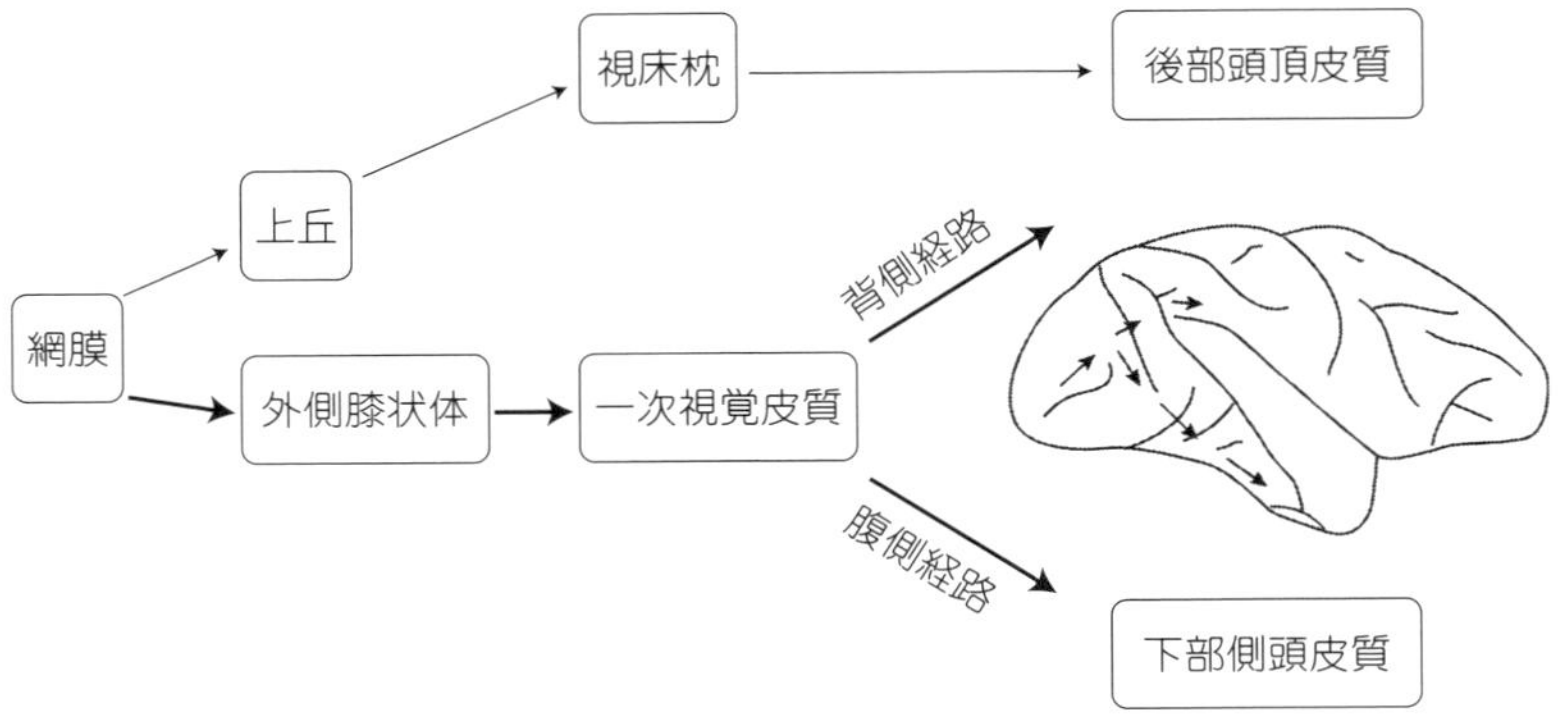

図 4・2
霊長類の大脳皮質における視覚情報処理の２つの経路についてのアンガーライダーとミシュキンのモデル（1982）を図式化したもの。脳の絵はマカクザルのものである。腹側経路はその入力のほとんどを一次視覚皮質（V1）から受け，V1は視床の外側膝状体背側核（LGNd）から入力を受けている。背側経路もV1から入力を受けているが，さらに視床のもうひとつの核である視床枕を介して上丘からも入力を受けている。Milner, A.D. & Goodale, M.A.（1995）*Visual brain in action*. Oxford University Press, Figure 3.1より。

頻繁に引用されている論文はほかにない。「二つの視覚経路」という題名のこの論文は、二人の著名なアメリカの神経科学者、レズリー・アンガーライダーとモルト・ミシュキンによるものだった。サルはヒトによく似た視覚脳と視覚能力を持つことで知られているが、アンガーライダーとミシュキンは、サルで得られている実験的証拠を集約し総括した。眼に入った信号は、まず脳の後頭部へと向かい、大脳皮質（脳の進化における頂点とも言える灰白質の外殻）の一次視覚野（Ｖ１）と呼ばれる領域に達する。彼らが展開した説得力のある説は、信号がそこから皮質内の二つのまったく異なる経路に沿って伝わるというものだった（図４・２を参照）。二つの経路のうちひとつは、彼らが背側視覚経路と呼ぶ経路であり、大脳半球の頭頂部にあたる後部頭頂皮質に至る。もうひとつの経路、腹側視覚経路は、大脳半球の両側の基底部にあたる下部側頭皮質に至る。これら二つの経路は、現在では視覚処理の背側経路と腹側経路と呼ばれることが多い。

この二十年間で、数多くの視覚領野が発見され、その結果、領野間には1982年当時には考えられなかったほど複雑な連絡が見つかっている（カラー図版2の下の図を参照）。とはいえ、アンガーライダーとミシュキンが最初に確認した、背側経路が後部頭頂皮質に、腹側経路が下部側頭皮質に至るという基本的な経路は、依然として支持されている。注目すべきは、サルの脳におけるこの二つの情報経路に見られる分業が、私たちが問題にしているヒトにおける「行為のための視覚」と「知覚のための視覚」という区別に合致するように見えるという点である。

このような対応関係を支持する証拠が、二つの補い合う研究から得られている。ひとつは損傷実験からの証拠であり、サルの背側経路あるいは腹側経路を選択的に破壊し、その損傷によって視覚行動にどのような影響が見られるかを検討する研究である。もうひとつは、単一細胞の記録による証拠であり、個々の神経細胞（ニューロン）がどのような視覚情報を符号化しているかを探る研究である。

一方の経路が損傷を受けた場合

脳損傷が動物の行動にどのような影響を与えるかに関する研究には、長い歴史がある。ヴィクトリア朝中期（1850‐90年代）には、実験的な志を持った神経学者が、病院に入院してくる多くの脳損傷患者を理解したいという希望を抱いて、動物の脳組織を選択的に損傷させるという実験を始めていた。スコットランドの神経学者、デイヴィッド・フェリアーはこの分野の先駆者である。

1860年代に彼は、サルで、現在は背側経路と呼ばれている部位を切除し、サルが眼の前にあるエサに誤って手を伸ばしたり、つかみ損ねたりすることを発見した。フェリアーと同様に最近では、イギリスのミッチ・グリックステインが、背側経路をわずかに切除するだけで、サルがさまざまな向きの開口部に手を入れてエサを取り出すことができなくなることを示している。そのサルは盲目ではないが、エサを取り出すために、視覚を利用して人差し指と親指を正しい角度で差し入れることができない。結局は触覚によって指を差し入れるが、最初に試みた視覚的誘導によってはエサをとることができない。しかしこのサルは、向きが異なる線分も含め、さまざまな視覚的パターンを容易に区別できる。こうした観察やほかの多くの観察から言えるのは、サルが背側経路に損傷を受けると、ルース・ヴィッカーズやアンヌ・ティエリで観察されたのとよく似た能力の保持と欠損のパターンを示す、ということである。すなわち、背側経路を損傷したサルでは、おもに行為のための視覚に障害が生じ、知覚のための視覚に障害は生じないのである。

一方、1930年代に研究をシカゴ大学で行なっていたハインリッヒ・クリューヴァーとポール・ビューシーは、現在では腹側経路と呼ばれる領域を含む側頭葉に損傷を受けたサルの視覚能力を調べた。彼らは、これらのサルが視覚運動課題ではまったく障害を示さないが、見慣れた物体を認識することや、新たに提示された物体どうしの弁別を学習することが困難になることを見出した。クリューヴァーとビューシーは、これらの障害を「視覚失認」の症状としてとらえたが、これらの症状はDFの障害によく似ている。さらにDFと同様、腹側経路に損傷のあるサルは、小さな物体をつまみ上げるのに視覚を利用することにはなんの障害もなかった。著名な神経科学者、カール・プ

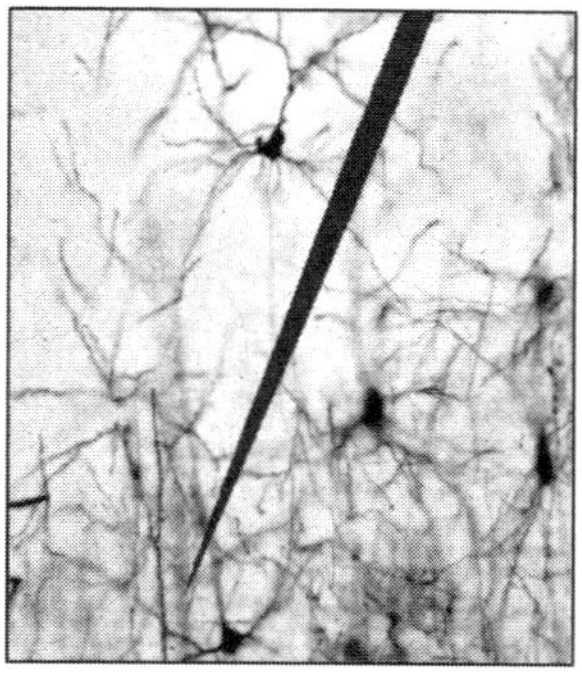

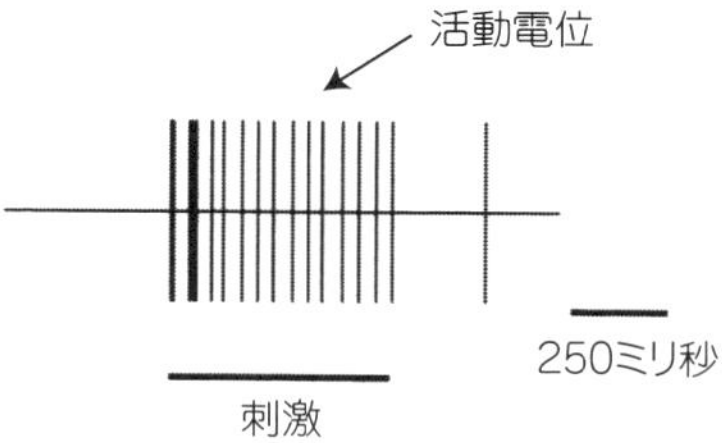

図 4・3
微小電極とニューロンの大きさの比較（左の写真）。染色された脳組織の断片の上に微小電極の先端を重ねて示してある。（実際には，ニューロンの密度はこの写真よりもはるかに密である。この写真では，特殊な染色技法を用いて少数の細胞だけを染色している。）右の図は，ニューロンが適切な視覚刺激によって活性化されたときに，微小電極によって記録される一連の活動電位を示している。

リブラムはかつて、腹側経路に損傷を受けたサルを何か月にもわたって訓練し、単純な視覚的パターンを弁別させようとしたが、結局できるようにならなかった。ところがそのサルは、ケージの中に座りながら、飛んでいるハエを驚くほど器用に捕まえた。ミッチ・グリックステインも最近、このようなサルが実にすぐれた視覚運動能力を保持していることを確認している。彼は、腹側経路に損傷を受けたサルが、人差し指と親指を使って細い開口部に埋め込まれたエサをとるのになんの問題もないことを見出した。背側経路に損傷を受けたサルでは、これとは逆の結果になった。

脳内のニューロン活動を記録する

1950年代までに生理学者たちは、生きている脳から個々の神経細胞（ニューロン）の電気的活動を記録する方法を考え出した（図4・3を参照）。アメリカのノーベル賞受賞者、デイヴィッド・ヒューベルとトルステン・ウィーゼルは、この技術を視覚システムの研究に用いた。彼らは

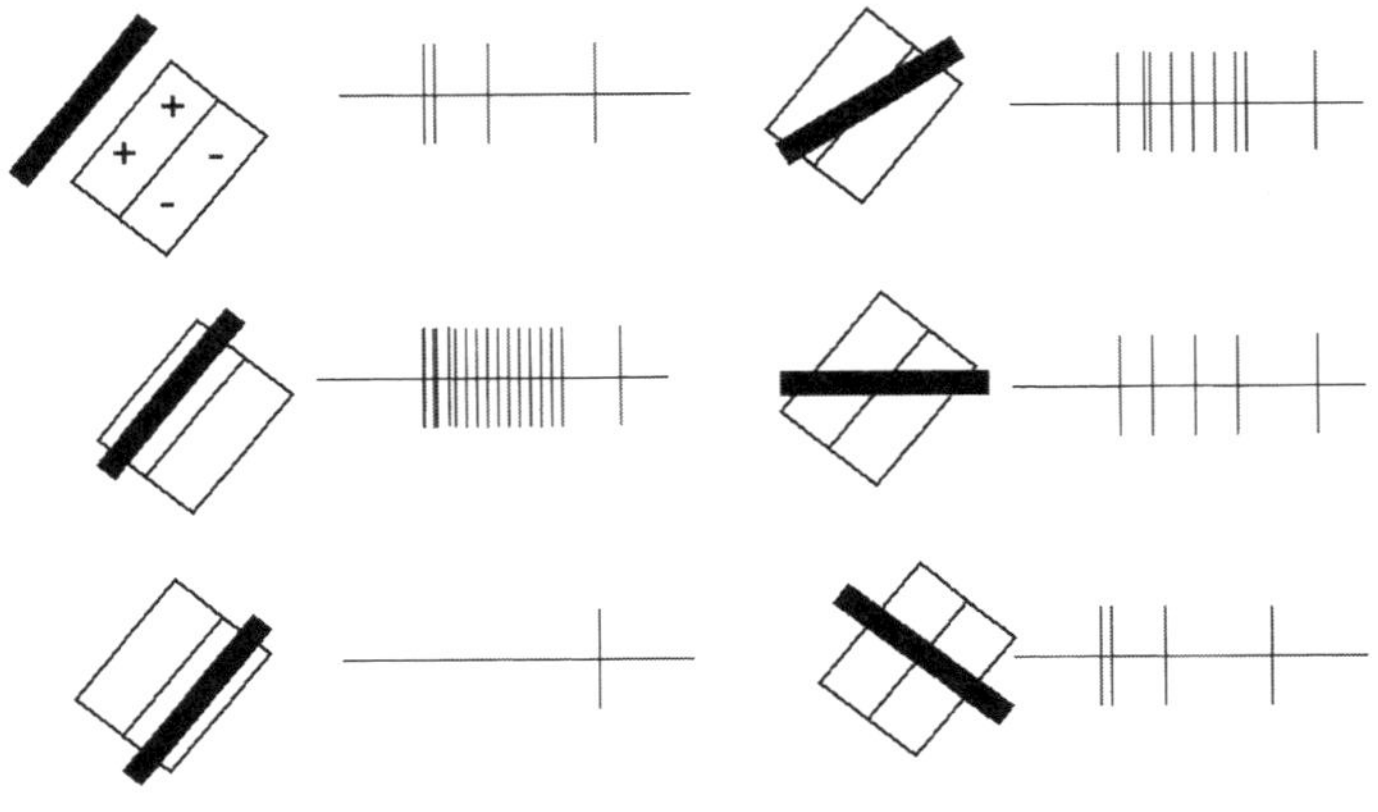

図 4・4
特定の傾きのエッジ（バー）をサルに提示したときの，V1のニューロンの選択的応答の例。図中の長方形は，ニューロンが応答するには，バーをどの空間的位置に提示しなければならないかを示している（ニューロンの受容野）。＋は，小さな刺激を提示することで，ニューロンの発火が増加する受容野領域。－は発火が減少する領域。これは，バーの傾きがニューロンの発火率を決定する上で決定的に重要だということを意味している。ほかのニューロンは，これとは違う受容野を持ち，これとは異なる傾きのバーを「好む」。

1950年代後半、一次視覚皮質（V1）には、眼の前に線分やエッジを提示し、それを視野内で特定の傾きや位置においたときに「発火する」（つまり、小さな電気的反応を起こす）ニューロンがあることを見出した。つまりこれらのニューロンは、外界の光景を構成する輪郭の特定の傾きや位置を「符号化」していた。さらに、ニューロンごとに、選択的に応答する（あるいは「同調」する）エッジの傾きも異なった（図4・4を参照）。また、物体の色に同調するニューロンもあれば、物体の動きの方向を符号化しているニューロンもあった。しかもこうしたニューロンは、一次視覚皮質内に一定の規則に従って分布している。たとえば、特定の傾きに同調するニューロンは密集して、皮質の表層から深層まで柱状のコラムを構成している。ヒューベルとウィーゼルは、一次視覚皮質以外の視覚領域も調べ、もっと複雑な視覚的特徴を符号化しているニューロンも発見した。

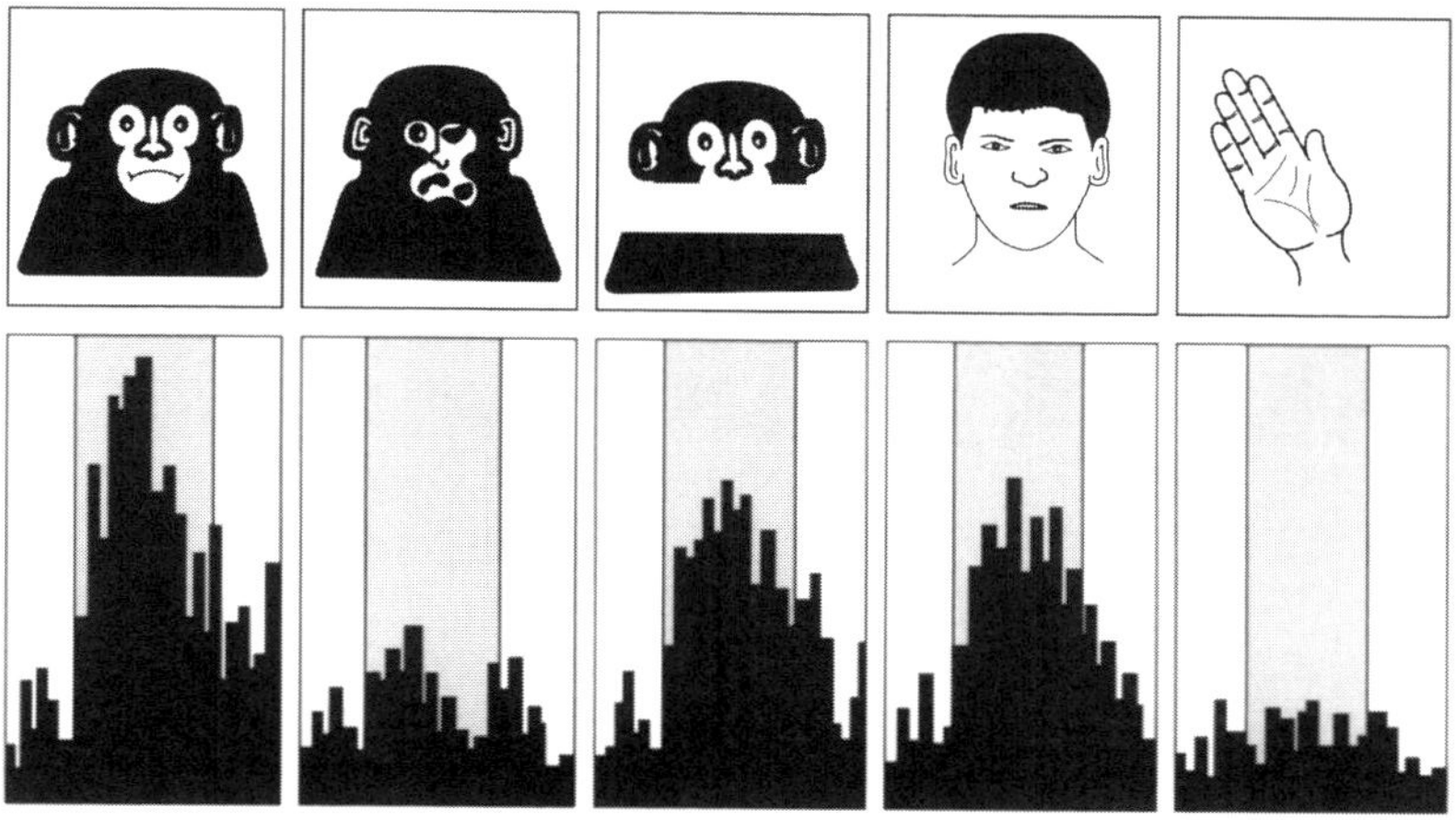

図 4・5
サルの脳の腹側経路内で記録された「顔細胞」の一例。この特殊な細胞は，ヒトやサルの正面向きの完全な顔の写真［訳注　ここでは模式図で示してあるが，もとの実験の刺激は写真である］によく応答するが，顔の部品がばらばらに配置されていたり，顔以外のもの（たとえば手）が提示されたときにはほとんど応答しない。ニューロンの応答は，それぞれの刺激の下にグラフで示してある。各グラフの灰色の部分は，顔や手の写真が提示されていた時間を示す。

１９６０年代から７０年代初頭にかけて、一次視覚皮質を越えて、背側経路と腹側経路でも単一細胞の記録がとられるようになり、この分野には大きな進展が見られた。しばらくして、二つの経路のニューロンが行なっている視覚世界の符号化の様式はまったく異なることが明らかとなった。

腹側経路の深部にあたるサルの下部側頭皮質（inferior temporal cortex: ＩＴ野）の研究は、プリンストン大学のチャールズ・グロスによって始められた。彼は、ＩＴ野のニューロンが単純な線分やエッジに応答するのではなく、もっと複雑な視覚パターンを「見る」と発火することを見出した。実際、手や顔といった刺激に選択的に応答するニューロンもある（図４・５を参照）。日本の神経科学者、田中啓治は、ＩＴ野のニューロンも、これまでＶ１で観察されてきたのと同じようにコラムを成していることを発見した。しかし、ＩＴ野のニューロンは、45度の傾きを持つエッジだけに応答するといった単純な選択性を示すのではなく、一定の特徴を持つ複雑なパターンに選択的に応答する。

腹側経路にあるニューロンには、どのような種類の物体に対して応答を示すかに関して選択性があるものの、その大半は、物体がどの視点から観察されているかにも、視野内のどこにあるかにも左右されない。また、照明条件や物体までの距離にもほとんど左右されない。観察条件が変化しても特定の物体をその物体として認識するのには、これらの特性を備えたニューロンが必要である。知覚に特化した経路にあってしかるべきニューロンと言える。

次の重要な展開は1970年代半ばに訪れた。背側経路内の視覚ニューロンからも、記録がとられるようになったのである。ジョンズ・ホプキンス大学のヴァーノン・マウントキャッスルとフィンランドのヘルシンキ大学のジュハニ・ヒュヴァリネンはそれぞれ、これらのニューロンの特性について詳細な研究を始めていた。サルの背側経路深部にあるニューロンについてわかった驚くべき事実は、それらのニューロンは標的に対して応答するが、その大部分は標的に対して特定のしかたで働きかけたときにだけ強く発火する、ということだった。たとえば、サルが標的に手を伸ばすときにだけ発火するニューロンもあれば、静止した標的に眼をすばやく動かすときに（つまりサッケードをするときに）発火するニューロンもあった。さらに、移動する標的を眼で追跡するときにだけ発火するニューロンもあった。日本の酒田英夫らは、1990年代に、とりわけ興味深いニューロン群を詳細に研究している。それらのニューロンは、サルが特定の形と向きを持った物体をつかんだり、操作したりするときに応答した（図4・6を参照）。

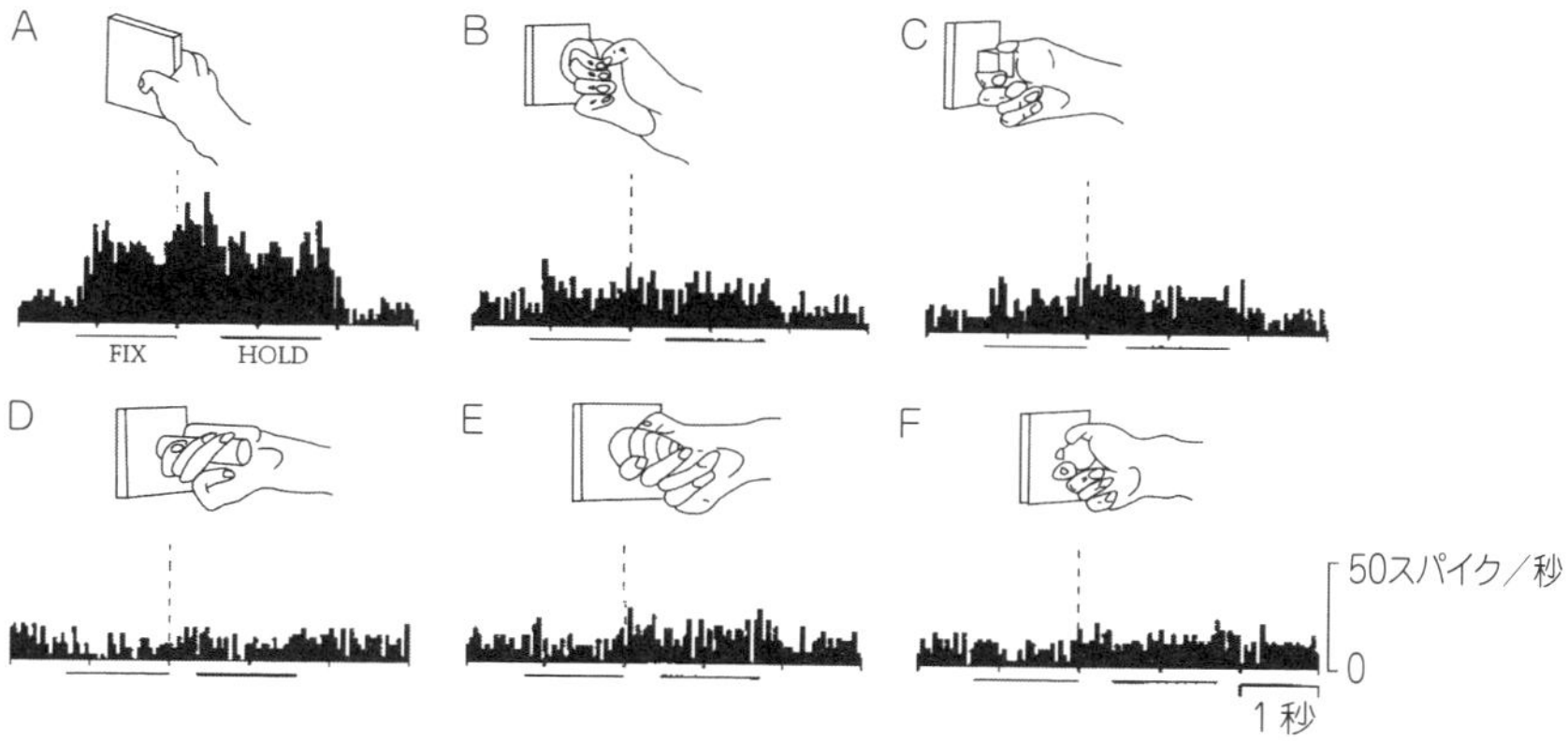

図 4·6

サルが6種類の異なる形の物体を見て，次にそれをつかむときのAIP野のニューロンの活動。それぞれの物体の下のグラフが示すように，垂直の向きでおかれた正方形の板をつかむときに，ニューロンがもっともよく応答している。このニューロンは，物体を提示したとき（「FIX（注視）」で示してある）から発火し始め，つかんだとき（「HOLD（保持）」）以降も発火し続けている。Murata, A., Gallese, V., Luppuno, G., Kaseda, M., & Sakata, H.（2000）Selectivity for the shape, size, and orientation of objects for grasping in neurons of monkey parietal AIP. *Journal of Neurophysiology, 83*, 2580-2601, Figure 4より。

ニューロンのこうしたさまざまな集合は、後部頭頂皮質の別々の領域にある程度まとまっている（たとえば、「把握ニューロン」は、おもに前部頭頂間溝領域（anterior inferior parietal: AIP野）に位置している、といったように）。こうした違いがあるにもかかわらず、背側経路にあるニューロンにほぼ共通するのは、物体をたんに見るだけでは発火せず、同時になんらかのやり方で物体に働きかけなければならないということである。これは、「行為のための視覚」経路のニューロンが持ってしかるべき特性と言える。

二つの経路はどこに行くか？

右に述べた証拠が示唆しているのは、サルの視覚情報処理においては、腹側経路が視覚信号を知覚に変換する主要な経路であり、一方、背側経路は視覚信号を行為に変換するのに重要な役割をはたしている、ということである。こうした分業体制は、二つの視覚経路の出力にも反映されている。

まず、背側経路を見てみよう。すでに述べたように、霊長類の行動レパートリーは、カエルやスナネズミの行動レパートリーよりもはるかに広い。とりわけ、精密な手や指の動きは、視覚システムに新たな要求を課した。背側経路の進化的発生と発達は、こうした要求への対応として見ることができる。後部頭頂皮質にある視覚運動領域が、手や腕からの触覚情報を受けとる体性感覚領域のすぐ隣にあるというのは、偶然ではない。これらの視覚運動領域は、脳の下位部分や脊髄に指令を送る前頭葉にある運動皮質とも密接に連絡している。実際、背側経路から上丘のような脳の下位部分に直接連絡する経路や、眼の筋肉や腕を制御する脊髄の部分に指令を送るほかの中継核に直接連絡する経路も存在する。

一方、腹側経路は、運動システムとのこうした直接的な結びつきがまったくない。代わりに、知覚と認知という役割にふさわしく、側頭葉や前頭葉の記憶や情動、社会的行動を司る組織につながっている。前のところで述べた知覚における記憶の役割に照らして考えると、これらの連絡の大部分が双方向的だというのはとりわけ興味深い。しかし最終的には、知覚システムは行動に影響を与えなければならない。影響を与えないのなら、知覚システムを持つ意味がない！　背側経路と大きく違うのは、腹側経路がその性質からして、行動を生成する運動システムと直接的な連絡を持っていない、という点である。実際、知覚が影響をおよぼしうる行動の範囲はきわめて広いため、その連絡を十分に特定することはできない。

要約

視覚は行動を支えるが、その方法は直接的なものから間接的なものまで多岐にわたる。ヒト以外の動物での研究から明らかになったのは、見るということは一通りではないということである。私たちはさまざまな異なる目的でものを見ている。デイヴィッド・イングルのカエルになにを「見ている」かを聞いても意味がないように、多くの文脈において、これと同じ問いを自問しても意味がない。私たちは、複数の視覚システムのひとつが外界について教えてくれることにしか気づかない――そのシステムが生み出したものしか知ることができない――が、私たちの体験できない（考えもつかない）視覚情報処理の領域もある。もちろん、この視覚運動システムによって制御されている行為には気づいているが、そのときに用いられている視覚情報を直接体験することはない。

第5章 経路のなかはどうなっているか？

知覚の構成要素

DFは盲目ではない。それどころか、かなりのものが見えている。外界に関する特定の側面は、以前と同じく知覚している。たとえば、色に関する生き生きとした明瞭な体験を持ち、物体の表面の細部を見分けることができる。こうして彼女は、庭を歩くときも田舎をドライブするときも、さまざまな植物や木々の花や枝葉を依然として見て楽しむことができる（驚くことに、木や花の名前を言えることも多い）。にもかかわらず、彼女は形だけにもとづいて物体を認識することができない。すでに紹介したように、物体の色やテクスチャーによってそれがなにかわかるのに、その同じ物体の白黒の線画がなにを描いたものかがわからないのだ。DFの住むこの完全とは言えない視覚世界は、色と形の体験それぞれを生み出す脳の部位が異なり、それらが互いに独立していることを強く示唆している。彼女の場合、形の知覚を処理する領域のみが損傷を受けたのかもしれない。もしそうだとすれば、脳の損傷部位によっては、これとは正反対のパターンが生じることもあるはずである。つまり、形を認識したり区別したりする能力は保持されているが、色の体験がなくなる場合である。

この予想の通り、時には、こうした視覚的欠損パターンが生じることがある。「大脳性色覚異常」として知られているこの障害を持つ患者は、特殊なタイプの色覚異常である。色を感受する網膜の錐体細胞は正常に機能しているが、色の体験を生み出す脳内のシステムが壊れているのだ。奇妙に思えるが、この色覚異常を持つ患者は、たとえば、明るさの等しい赤と緑の二つの色の境界を見ることはできるが、どちら側が赤で、どちら側が緑かを答えることがまったくできない！　これは色名呼称の障害ではない。患者は、バナナが黄色だと答えはするが、バナナの線画に色を塗るように言われると、黄だけでなく青や赤のクレヨンも使ったりする。彼らは、世界がさまざまな濃淡の灰色に見えると言うことがある。DFは、少なくともこうした憂鬱な体験はしないで済んでいた。このような症例は、オリヴァー・サックスのベストセラー『火星の人類学者』のなかの「色覚異常の画家」というエッセイに詳しく述べられている。

DFと大脳性色覚異常患者の視覚体験の違いは、第3章で紹介した二重解離のもうひとつの例である。しかし、第3章で問題にしたのは、知覚を生み出すシステムと行為を誘導するシステムという、大きな二つの視覚情報処理の違いであった。そこでは、脳損傷によって、これらの機能がそれぞれ別個に壊れる場合があるということを見た。しかし、広い分類の一方（たとえば知覚）のなかにもまた、二重解離が存在する。読者のなかには、私たちが、あたかもスクリーン画面に映し出された映画のように、単一の統合された視覚的光景の表象を見ていると思っている人もいるかもしれない。しかし実際には、脳は、さまざまな視覚「モジュール」を用いて、光景のなかの異なる側面を別々に分析している。こうしたモジュールの産物は、脳内で組み合わされて単一の「描像」にまとまることはないようである（これらの出力がお互いに参照し合ったり、なんらかのやり方で結合されなければならないにしても）。いずれにしても、脳は、緑の皿にのった赤い胡椒と、赤い皿にのった緑の胡椒とを区別しなければならない。

もちろん、色と形は、私たちの視覚体験を構成するごく基本的でどこにでもある特徴である。それらは、日常生活のなかで人間、動物、植物、目印《ランドマーク》や人工物など、私たちのよく知るほとんどのものを区別するのに使われる。しかし脳は、より専門化した認識システムへも視覚情報を振り分けており、これらのシステムが壊れると、きわめて特異的な認識の障害が生じる。なかでももっともよく知られているのは、「相貌失認（prosopagnosia）」である（ギリシア語の prosopon とは人物を意味する）。相貌失認の患者は、顔だけで相手を判断しなければならないときには、近親者であっても有名人であっても、相手がだれかまったくわからない。ふつうは、声やしぐさの癖で、相手がだれかを知るしかない。もちろん、顔には、人物を特定するときに考慮されるいくつもの特徴がある。肌の色や肌理《きめ》、髪の色や生えぎわ、顔の形、眼や口の配置などがそれにあたる。だが驚くべきことに、相貌失認患者は、物体に対してはふつうは失認を示さない。彼らの障害は顔の認識だけに限られる。最近、トロント大学のモリス・モスコヴィッチらは、相貌失認とは正反対のパターンを示す脳損傷患者、チャールズ・Kの症例を報告している。チャールズ・Kは、顔の認識にはなんの障害もないが、物体を見て認識することができない（カラー図版3を参照）。この興味深い症例は、もうひとつの二重解離の例である。つまり、「顔は認識できなくとも物体は認識できる」症例と、「顔は認識できても物体は認識できない」症例があるのだ。

このような症例から、腹側経路には少なくとも二つのレベルでモジュールが存在することがわかる。まず、基本的な視覚的特徴（色、エッジ、動き）レベルでのモジュールがある。これらはそれぞれ別々のシステムによって処理されている。しかし、これらのモジュールはたんに一緒になって、汎用的な物体認識システムを構成するわけではない。というよりも、こうした低次レベルのチャンネルは、外界にある物体の特定のカテゴリーに関してそれぞれ専門化したいくつもの高次レベルのシステムに情報を送っているのだ（ボックス5-2も参照）。

たとえば顔は、ヒトにとって特別な種類の刺激である。サルやヒトなど社会的動物では、個体識別が日々の相互作用において決定的な役割をはたしている。そのため、顔を認識する能力はきわめて重要である。顔は私たちの日常生活と密接に関連しているので、顔などないところにも（たとえば月の表面にも）顔らしきものを見てしまう。顔の識別は、特徴ごとの分析的なやり方ではなく、全体的なやり方で瞬時に行なわれる。たとえば、何人かの人の顔を見て、なぜかは言えなくても彼らが家族だとわかる（顔の認識の特殊な性質についての別の例は、カラー図版5の上の図を参照）。

しかし、脳内に専用のハードウェア——損傷すると特定の失認になってしまうような——を持つのは、顔だけではない。あまり知られていないが、もうひとつの特殊な失認に、自分の住んでいる街のような、よく知っているはずの環境のなかを歩き回ることができなくなるという障害がある。このいわゆる「地誌的失認」の症例では、たとえば街角にある教会やパブといった、特定の重要な目印を認識することができなくなる。私たちは、一般にこういった目印を利用することで、自分の位置を知り、周囲の環境についての内的地図を構築する。この障害は、相貌失認と一緒に生じることが多いが、それぞれの障害は単独でも起こる。このことは、二つの視覚的障害が、脳のなかで近接している二つの異なる専門化したメカニズムを損傷することによって引き起こされるということを意味している。もちろん、すべての患者が、相貌失認や地誌的失認のように、ひとつの領域だけに限定された認知の障害を持つわけではない。たとえば、DFは顔を見分けることができなかったし、モスコヴィッチの患者、チャールズ・Kと同様に、重度の視覚物体失認でもあった。

臨床観察から得られるこうした推測は、最近行なわれている多くの脳機能画像研究によって支持されている。それらの研究では、視覚健常者にさまざまな絵や写真や物体を観察してもらい、そのときの脳の活性化パターン（一般には、脳に供給される血管中の血流量の変化から推定される）を測定する（ボックス5・1を参照）。こうした研究によって、脳損傷患者の「頭のなかを覗き込んで」、その損傷部位を特定できるだけでなく、健常者の頭のなかの活動を記録して、特定の物体を観察したり特定のことを行なう際にどの領域が活性化するかを正確にマッピングすることができる。たとえば、ロンドン大学ユニヴァーシティ・カレッジのセミール・ゼキらは、十年ほど前に、さまざまな色で塗られたパッチから構成された抽象的なモンドリアン・パターンを観察するときには、それと同一の明度を持つ灰色の濃淡から構成されたパターンを観察するときとは、異なる皮質領域が活

PETの次に登場した機能的磁気共鳴画像（functional magnetic resonance imaging: fMRI）は，脳の機能的活動を画像化する主要な方法としてPETにとって代わりつつある。fMRIは空間分解能にすぐれ（1立方ミリ以下），コストもそう高くなく，脳をスキャンする際に被験者に物質を注入したり吸引したりしてもらう必要もない。実際，まったく危険性がないため，何度でもスキャンが可能である。このfMRIは，高磁場を用いて脳の三次元構造を見る磁気共鳴画像（MRI）と呼ばれる以前からあった技法を応用したものである。

脳のMRI画像を撮影するためには，頭部を強磁場（地球の磁場の約8万倍）のなかにおく。すると，脳組織にある水素分子中の原子が，その磁場と同じ方向を向く（コンパスの針が地球の磁場と同じ方向を向くのに多少似ている）。次に，高周波の電磁波エネルギーを脳に一瞬与えると，水素原子の並びがかき乱される。磁場内で原子が元の列に戻ろうとするとき，わずかな量のエネルギーが放出され，これを頭部の周りに配置したアンテナ，すなわち「受信」コイルで検出するのだ。水（この場合には水素原子）の密度は，脳の灰白質と白質（すなわち，細胞体と結合線維）の間では規則的に変化するため，脳の解剖学的立体構造を，異なる脳組織が発する信号の強度の違いにもとづいて，再構成できるのである。

fMRIは，血液中の酸化型ヘモグロビンが還元型ヘモグロビンとは異なる磁気特性を持つという事実を利用している。活性化した脳領域にある酸化型ヘモグロビンの近くにある水素分子は，還元型ヘモグロビンの近くにある水素分子とはわずかに異なる信号を発している。受信コイルは，血液の酸素濃度依存（blood oxygen level dependent: BOLD）信号をキャッチし，これが特定の脳領域にあるニューロンの活動の増加を示す。磁場中で被験者がある課題を行なっているときに測定されたBOLD信号は，ほかの課題を行なっているときに測定されたBOLD信号と比較することができる。これらのBOLD信号の差は，脳の詳細な構造を示すＭＲＩ画像上にマッピングされる。これによって，ある特定の課題遂行に関連した脳の活動パターンを描き出すことが可能になる。

性化することを発見している。一方の活性化マップからもう一方を差し引けば、色パターンを見ることだけに関係しているのが脳のどの部位かがわかる。予想通り、この「色領野」は、大脳性色覚異常を引き起こす脳の損傷領域とよく一致していた。

同じような脳機能画像研究によって、顔と場所の知覚にそれぞれ専門化した領野が存在することが確認されている。たとえば、ＭＩＴのナンシー・カンウィッシャーは「顔領野」を確認し、ここを紡錘状回顔領域（fusiform face area: ＦＦＡ）と名づけた。

ボックス 5・1 脳機能画像

新たな画像技術の発展によって，脳のさまざまな領域の活動がかなり正確に特定できるようになった。最初に開発された技術のひとつは，陽電子断層撮影法（positron emission tomography: PET）である。PETを用いた研究では，危険を与えない程度のごく微量の放射性同位元素（「トレーサー」）が，被験者の体内に注入あるいはガス吸引される。

この測定方法のひとつでは，被験者に酸素の放射性同位体を吸引してもらう。これらの酸素は血液に取り込まれる。活性化した脳領域では，血流量が増加するため，局所脳血流量（regional cerebral blood flow: rCBF）の違う領域を特定することができる。血液中の酸素の放射性同位体が放出する陽電子は，頭部のまわりに配置された放射線検出器によって検出される。

このほか，2デオキシグルコース（2DG）のような放射性同位元素を血液中に注入する方法もある。2DGはグルコースの一種だが，いったん細胞内に吸収されると，通常のグルコースと違って分解されない。したがって，脳内の活性化したニューロンが，燃料として必要な通常のグルコースと一緒に2DGを吸収すると，そのニューロン内に2DGが蓄積していくことになる。この場合も，放射線検出器を用いて，放射性同位元素を持った2DGが放出する陽電子の数を測定することで，さまざまな脳領域がどの程度活性化したかがわかる。

こうしたPETを用いた研究によって，ヒトの脳の機能分布について多くのことが明らかになったが，この技法には限界もある。まず，PETの空間分解能はかなり粗いのである。実際，1立方センチ以下の領域は分解できない。第二に，放射性物質を体内に注入するか吸引してもらうため，同一被験者でできる脳のスキャンの回数は限られてしまう。そして第三に，きわめて高価である。これは，放射性同位元素を作り出すために，サイクロトロンを用いなければならないからである。

この領域は、日用品や建物、あるいは部品をばらばらに組み合わせた顔の写真を提示したときと比べて、顔の写真を提示したときに強く活性化した（カラー図版４の上の図を参照）。もうひとつの領域（海馬傍回場所領域、parahippocampal place area: ＰＰＡ）は、建物や光景の写真で活性化するが、顔の写真ではそれほど活性化せず、顔領域からは完全に独立していた。さらに、日用品（たとえば、果物、カップ、テレビ、花瓶）と関係する領野も確認されている。外側後頭領域（lateral occipital area: ＬＯ野）と一般に呼ばれるこの領野は、完全な物体の写真と部分をばらばらに配置した写真を観察しているときの脳活動をｆＭＲＩで撮影し、この二つの画像を引き算することで明らかにされる。この引き算によって、写真を構成する線分やエッジによって引き起こされる脳活動をとり除き、完全な写真に存在する構造にだけ関係する脳活動を取り出すことができる（カラー図版8の上の図を参照）。色や顔、場所に関係した領野は、後頭葉と側頭葉の境い目付近の脳の底部に隣り合うように位置しており、これよりは外側表面にあるＬＯ野と一緒にひとつの領域を成している。ヒトに見られるこの領域は、サルの腹側経路とほぼ同じである。だが、異なる領域間でどの程度重複があるかは議論の余地があるにしても、それぞれが独立していることは間違いない。脳機能画像研究も臨床研究も、ひとつの否定しがたい結論に達する。すなわち、私たちの知覚体験は、汎用的な物体認識システムによって生み出されるのではなく、一連のなかば独立した視覚モジュールによって生み出されるのである。

側頭葉の底部にあるこの視覚領域群には、知覚体験を支えているシステムのほとんどがあるように見える。しかし、すべての知覚的障害がこの脳領域と関係しているわけではない。たとえば、運動盲として知られる特殊な障害は、それとはまったく異なる脳部位の損傷と関連している。このごくまれな障害では、動きを見る患者の能力が失われる。運動盲の患者は、静止した物体なら完璧に見ることができるが、比較的速く動いている物体がすぐに見えなくなる。たとえば、神経心理学者のヨーゼフ・ツィールは、カップにコーヒーを注ぐのが困難なミュンヘン在住の患者について報告している。彼女には、水面が上がってくるのが見えず、動きが一連の静止したスナップ写真のように見える。日常的光景は時に、あたかも瞬間瞬間にフラッシュがたかれたかのように、あるいは昔の無声映画を見ているかのように、ぎくしゃくした変化に満ちたものとして体験される。彼女にとって、道路の横断は恐怖だ。ある瞬間には、車が向こうにいるのが見えても、次の瞬間には自分のすぐ前に見えたりする。車の動きが見えないのだ。

興味深いことに、相貌失認、色覚異常、地誌的失認が組み合わさった脳損傷の症例はいくつも報告されているが、これらの障害が運動盲と組み合わさることはまずない。その理由は、脳の機能にあるのではなく、その構造にある。カラー図版4の脳のマップ（上の図）に示したように、顔、色、場所を処理する視覚領野は、脳の底部の互いに近いところにある。その結果、どこかひとつの領域が損傷を受けると、ほかの領域にも影響がおよぶことが多い。これに対して、「運動領野」はそこから離れた側頭葉の外側面にあり、LO野のちょうど上あたりに位置する。この領野は、セミール・ゼキによって三十年ほど前に最初にサルで確認され、彼は、この領野がV1から直接投射を受けていることを示した。ゼキはさらに、この領野（彼はV5と命名したが、通常はMT野と呼ばれている）の個々のニューロンが、サルの視野内の特定の部分に動く光点を提示したときにだけ発火することを明らかにした。さらに、光点は、たんに動くだけでなく、一定の速度で一定の方向に動く必要があった。しかし、動く光点の色、形やテクスチャーは重要ではなかった。

以上を要約してみると、選択的な視覚的欠損を持つ患者の臨床観察の結果は、サルの脳の視覚領野についての長年の詳細な研究からわかることや、ヒトの脳画像の分野で現在明らかにされつつある刺激的な知見ともよく一致する。たとえば、サルの腹側経路とヒトの腹側経路の機能マップは、その配置が実によく似ている。脳溝（脳裂とも言う）内の奥まった視覚領野を展開して平面のマップにしてみると（カラー図版2の下の図を参照）、これがよくわかる。

視覚によって誘導される行為の構成要素

腹側経路にモジュールが存在したように、背側経路にもモジュールが存在する。しかし、背側経路のモジュールは、視覚的配列から抽出される特定の特徴や、視覚によって誘導される行為の性質にもとづくものではない。こうした行為には、ものに手を伸ばす運動や、サッケード（急速眼球運動）、追跡眼球運動、手でものをつかむ運動、全身移動などが含まれる。もちろん、こうした基本的な動作が日常行動において単独で出現することはまれである。これらが多くの異なるやり方で組み合わさり、私たちの行動上の必要性に応えるのだ。たとえば、コーヒーカップをテーブルから持ち上げるには、テーブルまで歩いて行き、カップに眼を向け、それに向かって手を伸ばし、取っ手をつかめるように指を調整し、最終的につかんで持ち上げる。こうしたさまざまな動作の要素が、別の機会にもまったく同じやり方で組み合わさることはない。実際、それぞれの要素は、異なる視覚情報によって別々に誘導されなければならない。したがって、行為のさまざまな要素を全体としてまとめあげなければならないが、それぞれの要素は独自の視覚誘導システムを必要とする。このように異なる誘導システムの必要性が、後部頭頂皮質のいくつかの独立した視覚運動モジュールの進化を促した。これらのモジュールのそれぞれが、特定の運動の視覚的制御を担当している。

頭頂葉にあるこれらさまざまな視覚運動領野は、前頭葉にある、運動前野として知られる同じよ

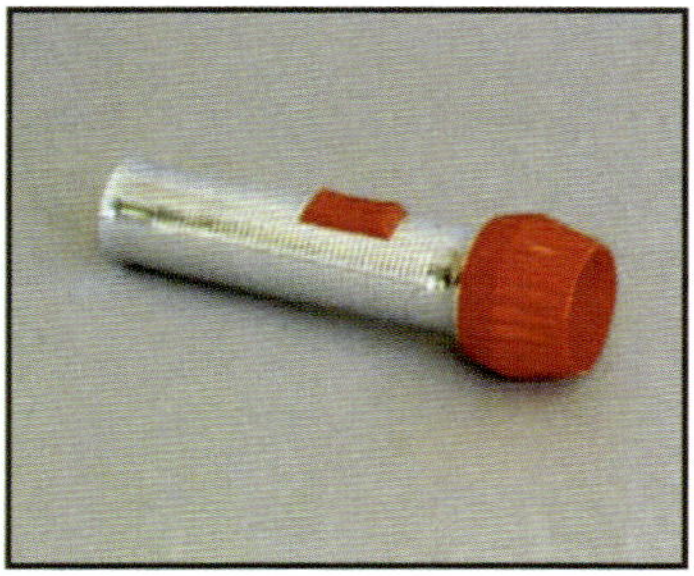

左：この懐中電灯をDFのまえのテーブルにおくと，彼女は「アルミ製ね。赤いプラスチックがついている。台所で使うものじゃないかしら」と言った。彼女が台所で使用するものではないかと思ったのは，多くの台所用品が金属やプラスチックでできているためだろう。だが，懐中電灯を手渡すとすぐに，それがなんなのかがわかって，「あら，懐中電灯！」と言った。詳しくは第１章の９ページを参照のこと。

右：物体の境界は，いくつかの違いで——たとえば，輝度の違い（明るい領域と暗い領域の境い目），色の違い，テクスチャーの違い，動く方向の違いなどによって——決まる。日常生活では，ふつうはこうした手がかりが組み合わさっている。たとえば，雪道を走っている緑色の車を見るとしよう。この場合には，輝度，色，テクスチャー，動きといったすべての違いによって，それが車だと知覚される。詳細は，第１章の12ページを参照のこと。

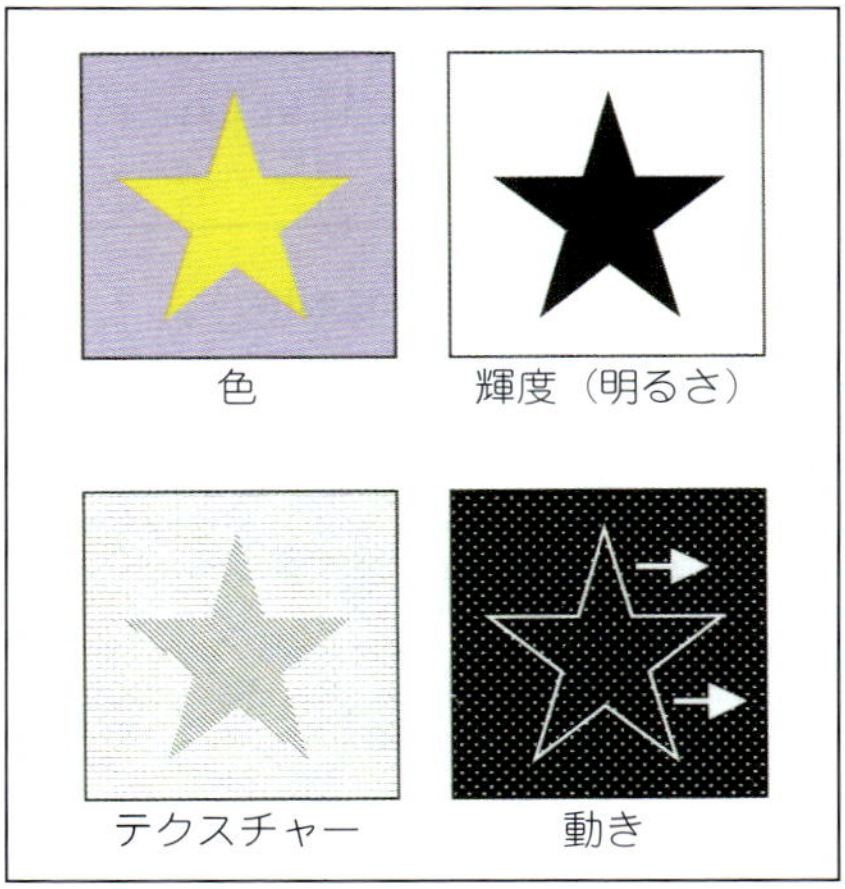

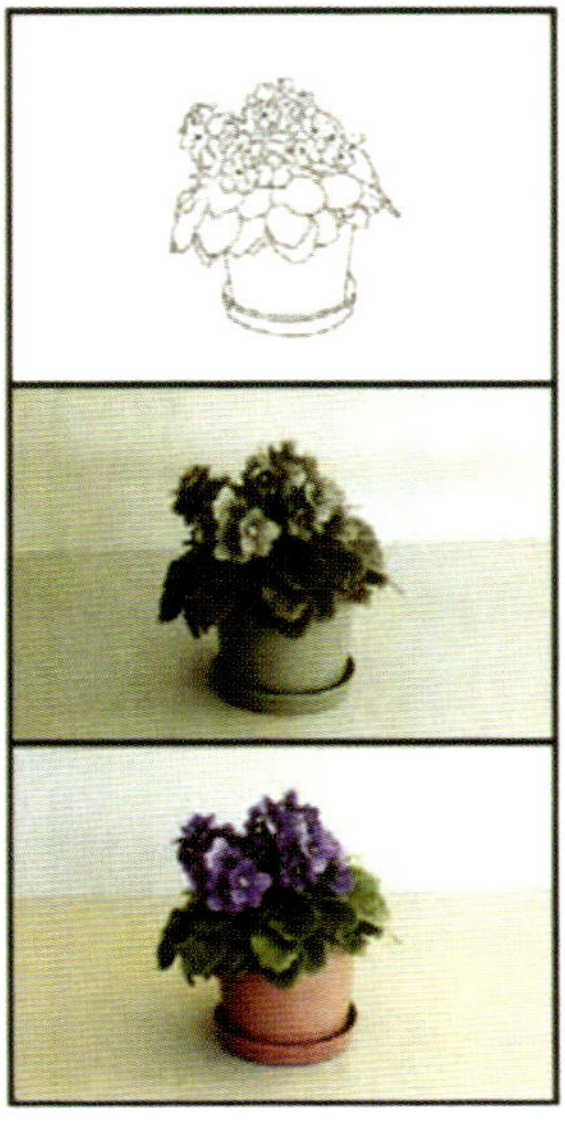

左：DFは，物体の線画が認識できない。たとえば，上に示したような花の線画を見ても，なにが描かれているかわからない。これは，まん中の白黒の写真を見た場合も同じである。ところが，下のカラー写真を見たときには（とくに色やほかの表面の特徴がその物体に「特有」なら），それがなにかわかる。たとえば，ここに示したようなカラー写真を見せると，「あら，お花。セントポーリアかしら」と言った。彼女は，色の違いによる境界からものの形がわかっているわけではなく，色を手がかりにしてそれがなにかがわかるらしい。つまり，彼女には，全体の形は見えずに，セントポーリアの葉や花びらのテクスチャーや色が見える。詳しくは，第１章の10ページを参照のこと。

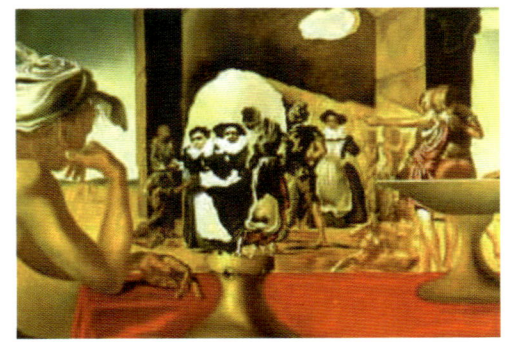

左：サルヴァドール・ダリの『ヴォルテールの見えない胸像のある奴隷市場』。ダリは，１枚の絵のなかに複数のイメージを描く天才だった。顔の形に関するトップダウン的な知識によって，ヴォルテールの胸像が見える。だが実際には，この顔は，黒と白の衣装をまとった２人の人物からなっている。逆に，ヴォルテールの顔ではなく，２人の人物のほうが先に見える人もいるかもしれない。

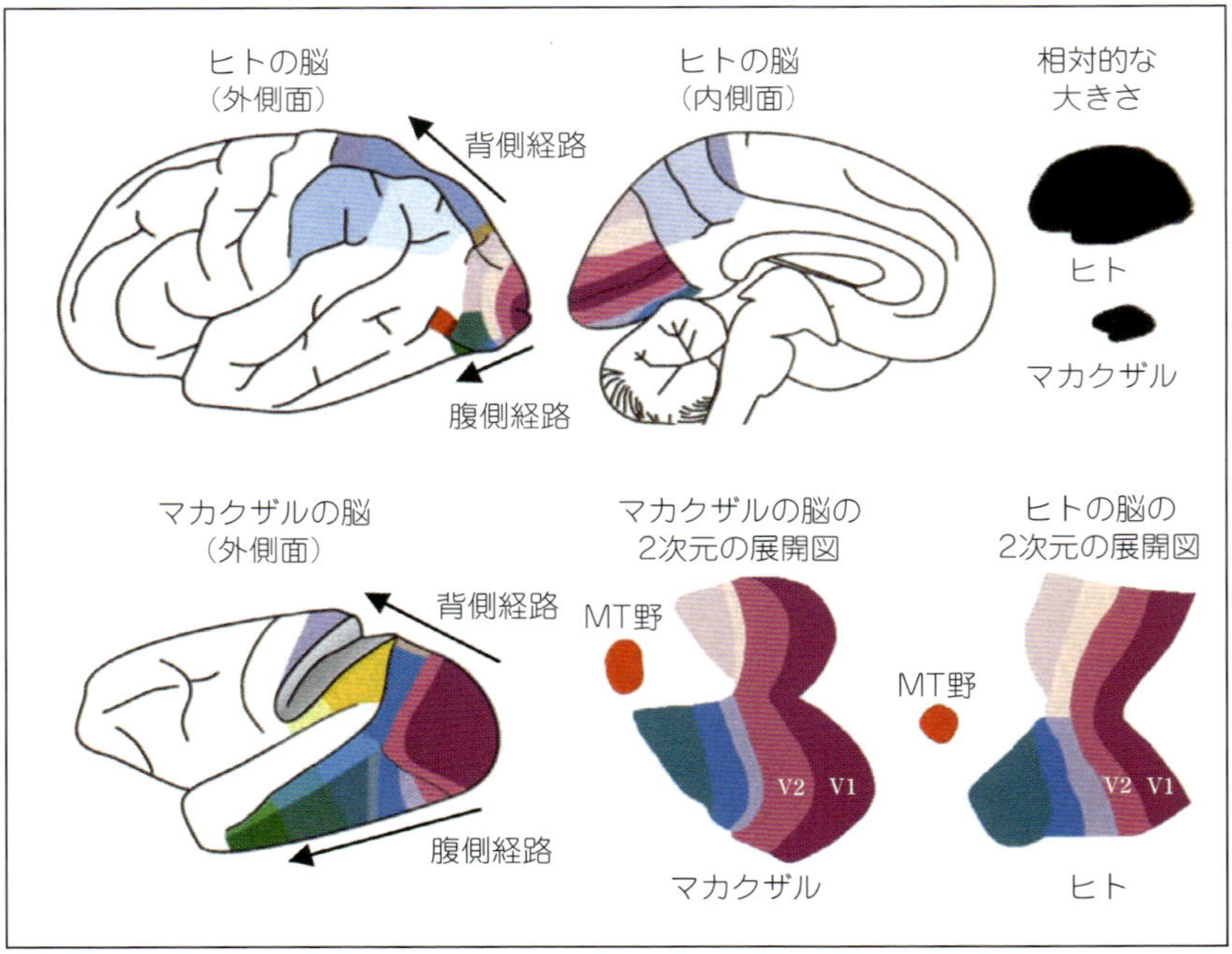

上：サルとヒトの視覚領野。色のついた領域は，マカクザルとヒトの大脳皮質における視覚領野の位置を示している。サルの脳では，大脳皮質の半分以上がなんらかの視覚情報処理に関わっている。ヒトの脳では，視覚領野はサルよりもより後部と内側面に位置している。皮質を平面に展開してみると，２つの種では，初期の視覚領野の配置が似ているのがよくわかる。この平面の展開図では，網膜「マップ」を持つ領野と，動きに感度の高い領野（MT野）のみが示されている。高次の視覚領野は省かれている。詳細は第４章の69ページを参照のこと。Hadjikhani, N., Liu, A.K., Dale, A.M., Cavanagh, P., & Tootell, R.B.H.（1998）Retinotopy and color sensitivity in human visual cortex. *Nature Neuroscience, 1*, 235-241 より。

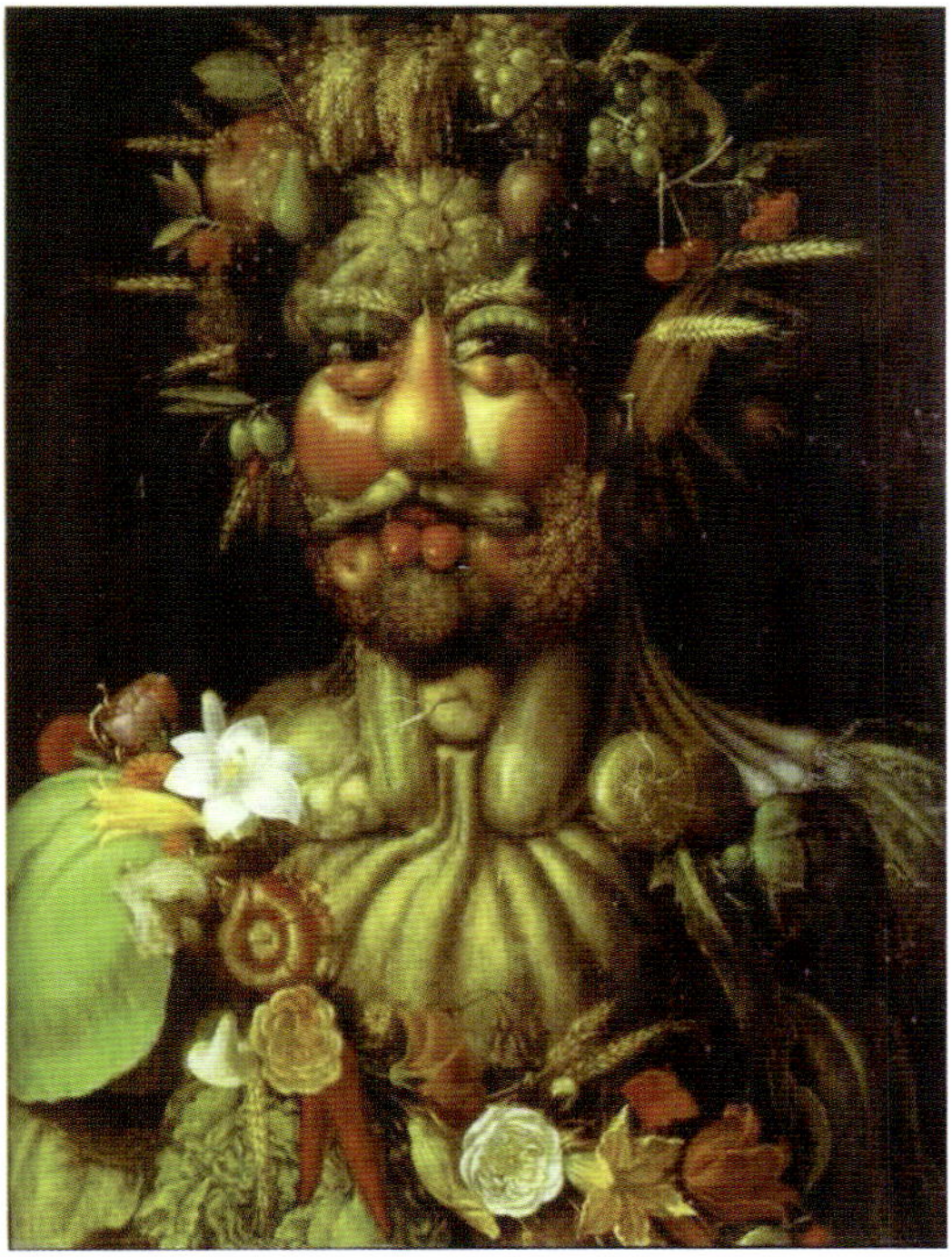

左：イタリアの画家，ジュゼッペ・アルチンボルド（1527-1593）の連作のひとつ，『ウェルトゥムヌス（季節神）に扮したルドルフ二世』。顔が描かれているが，その顔は果物や野菜といったほかのものから構成されている。物体失認患者のチャールズ・Kがこの絵を見たとき，顔はすぐにわかったが，この顔を構成する果物や野菜を見分けることはできなかった。詳細は第５章の82ページを参照のこと。The Art Archive/ Skoklosters Slot Balsta/ The Art Archive の許可を得て掲載。Ref: AA348075. Desc: Emperor RUDOLF 2 1552-1612 as Vertumnus c.1591. Artist: ARCIMBOLDO, Giuseppe: 1527-93: Italian.

下：アメリカの画家，ベヴ・ドリトルの『森は見ている』。この絵には，木や岩に多くの顔が隠されている。アルチンボルドの絵では顔だとすぐにわかるが，この絵では顔を見つけるのはかなり難しい。ところが，チャールズ・Kは即座に顔を見つけ，視覚健常者のように，絵のなかのほかの際立った要素に惑わされることはなかった。詳細は，第５章の82ページを参照のこと。（著作権確認中）

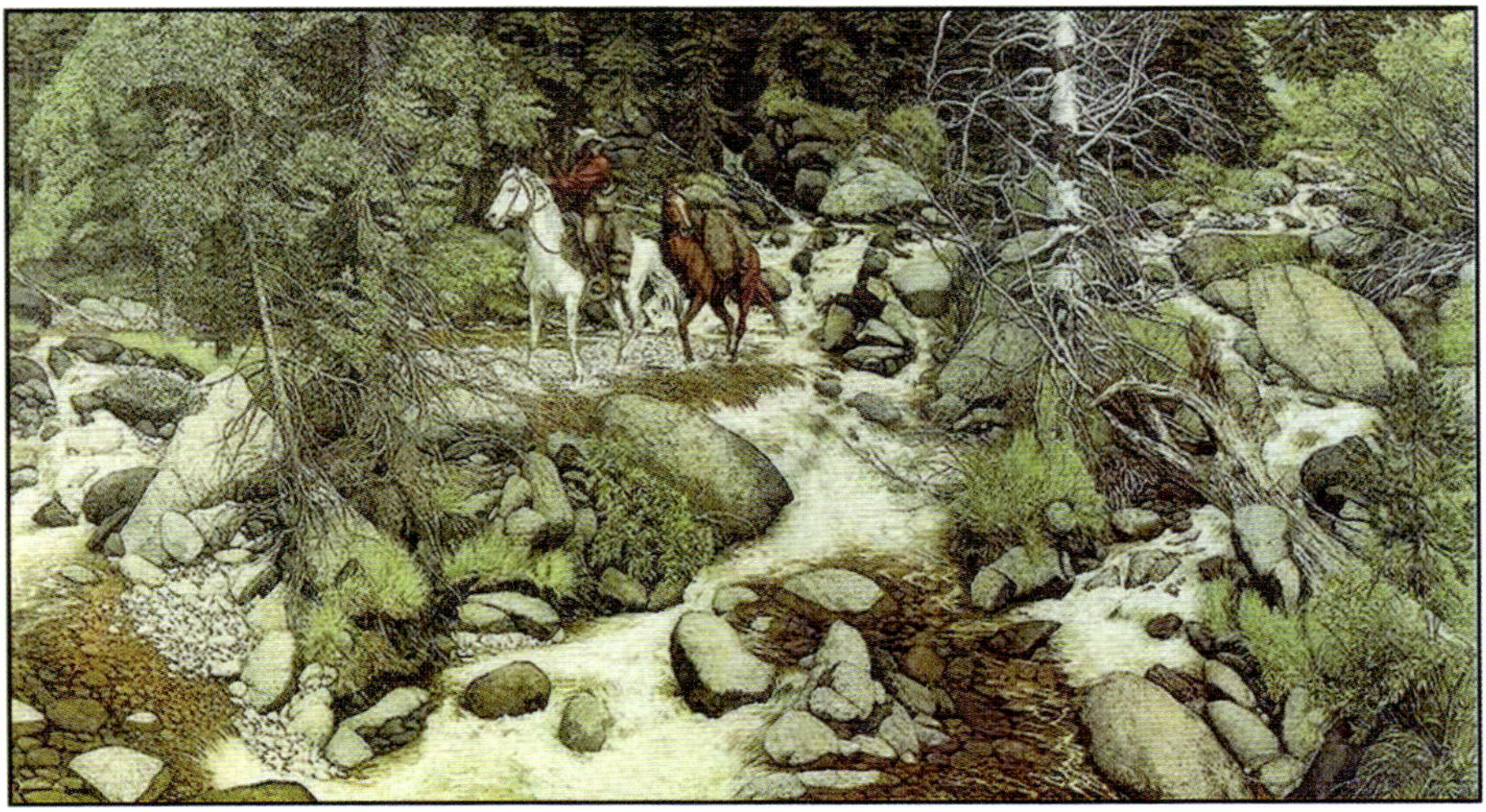

右：場所，顔，物体それぞれの視覚的認識に関与する腹側経路の領域。若い男性の脳のMRI画像を立体的に再構成したもの（脳を下から見ている）の上に3つの領域を示している。（右半球の顔領域が左半球の顔領域よりも大きいことに注意。）ここに示した大脳皮質表面の画像は，脳が立体的にどのように見えるかをより忠実に再現している。しかし，脳の全体的な構造を見るには，下に示した画像のほうがよい。右図に示したそれぞれの領域の機能については，第5章の85〜87ページを参照のこと。

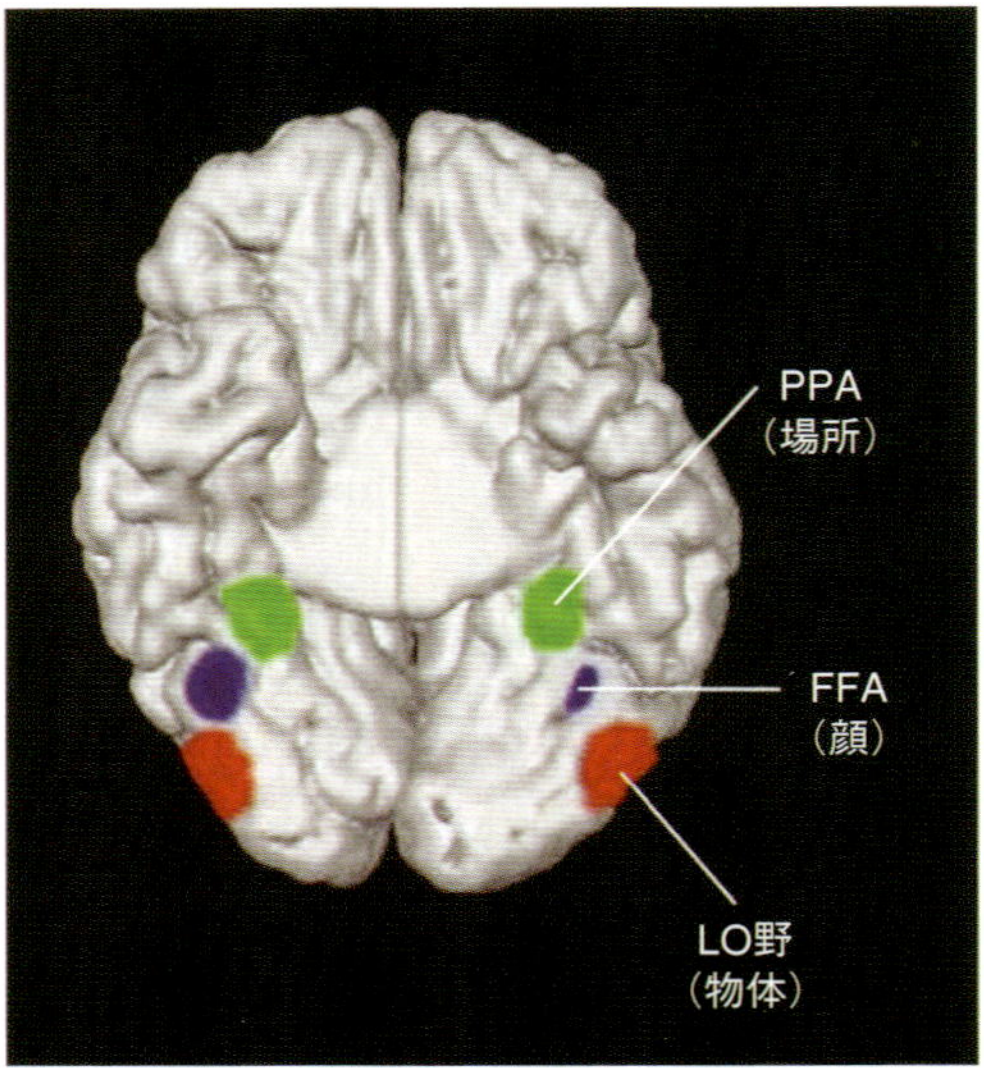

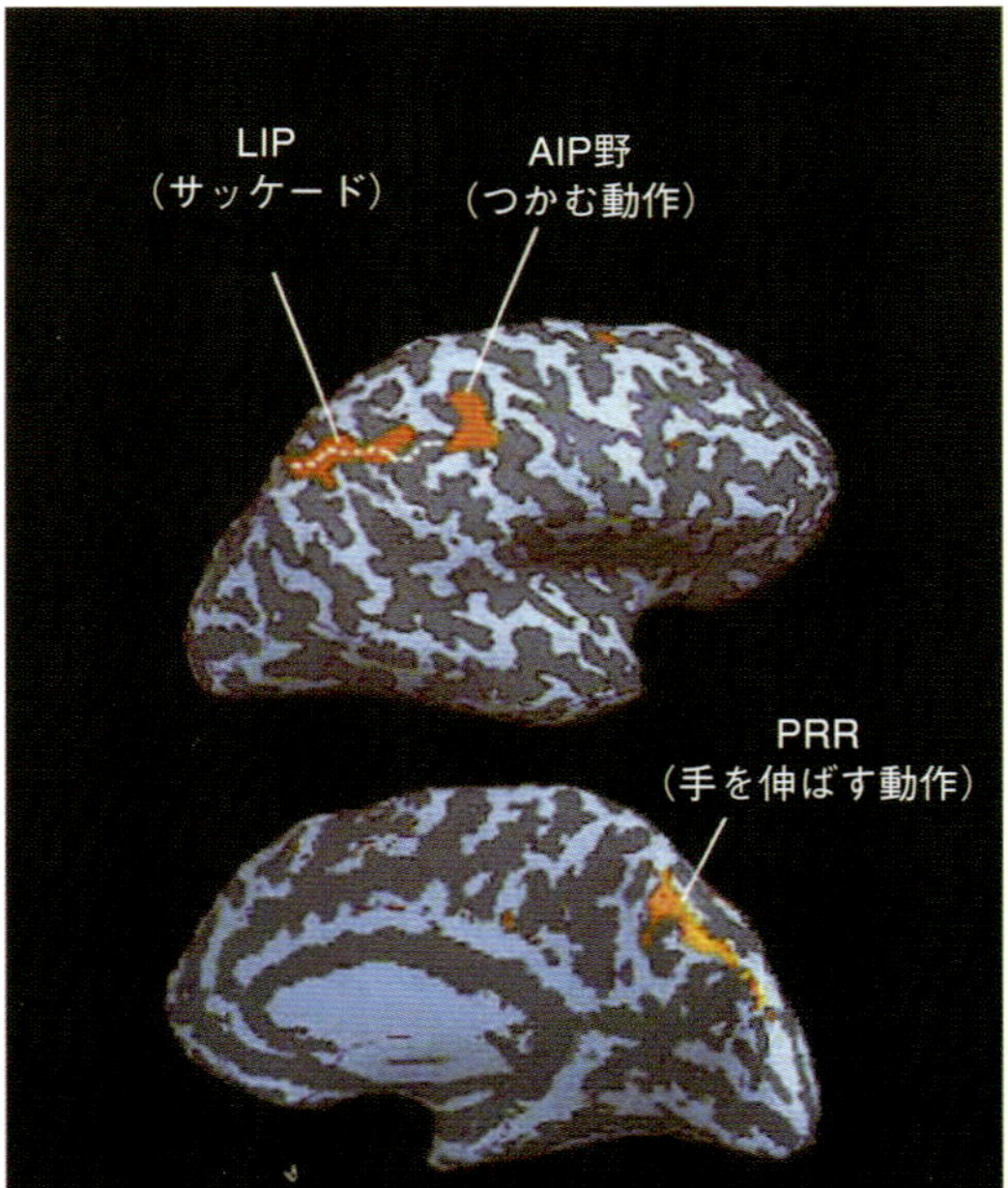

左：眼，腕，手それぞれの動きの視覚的制御に関与する背側経路の領域。それらの領域が，「膨張加工」した脳（ちょうど紙袋のなかに空気を入れてふくらますように，脳を数学的に膨張させて，通常は脳溝に隠れて見えない部分が外に出るようにしている）の上に重ね合わせられている。丘の部分（脳回）は青で，谷の部分（脳溝）は灰色で示されている。視覚運動領域は，頭頂間溝（IPS）と呼ばれる（上の図では破線で示してある）後部頭頂皮質の脳溝に沿って集まっている。これらの領域の機能については，第5章の90ページを参照のこと。

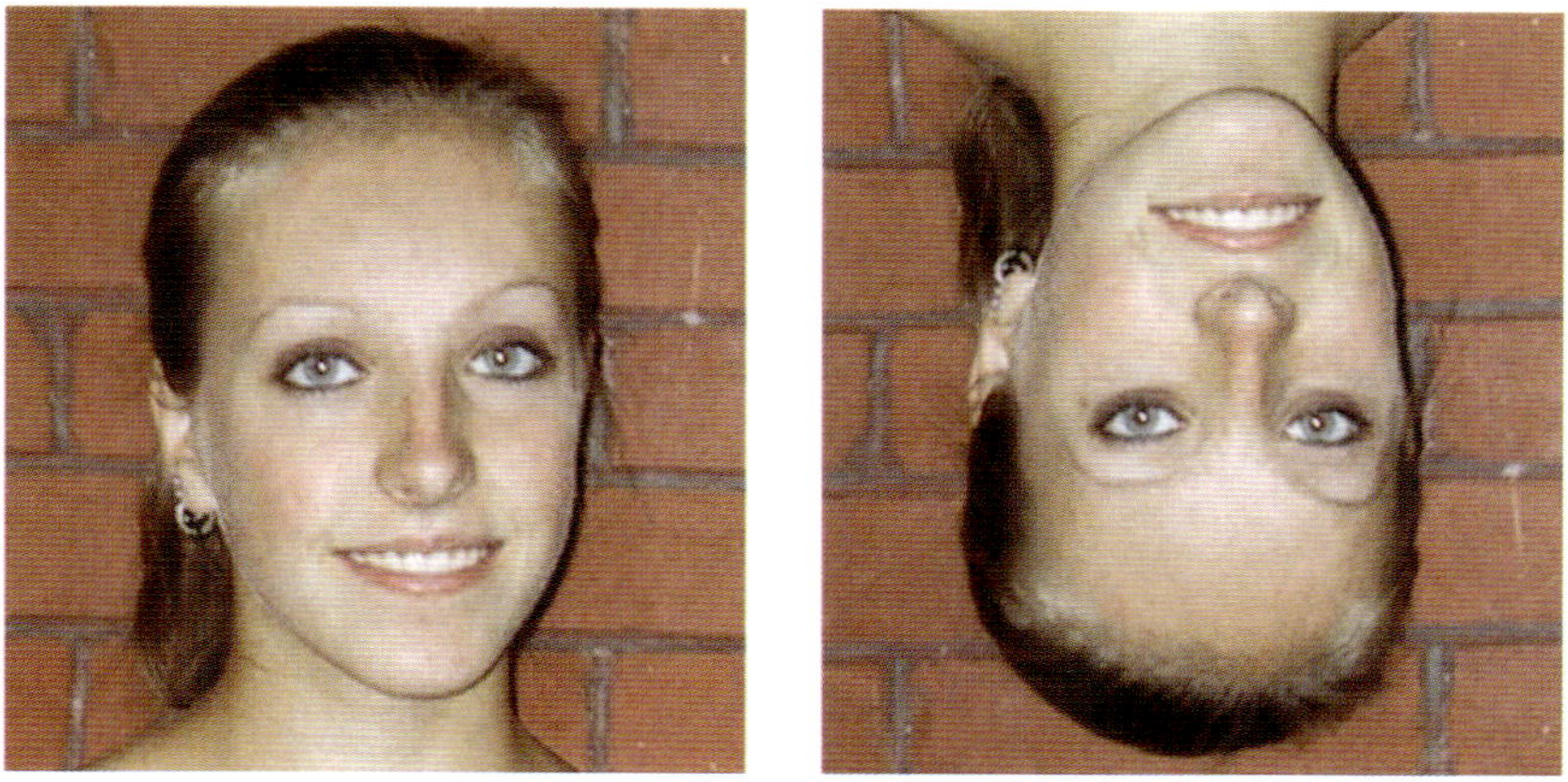

上：上の若い女性の２枚の写真は，顔の処理が特殊な性質を持っていることを示している。通常の正立顔は，個々の特徴の単なる寄せ集めとしてではなく，全体として処理される。たとえばこのページを上下逆さまにすると，顔の処理モジュールが即座に働き，一方の写真がおそろしげな顔に見えるはずである。ページをもとに戻すと，右の写真の顔はふつうの顔に戻る。これは，倒立顔に対しては，「全体的な」顔の処理モジュールが働かず，脳がそれぞれの特徴を別々に処理しなければならないからである。詳細は第５章を参照のこと。

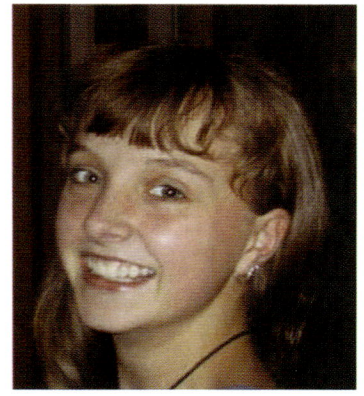

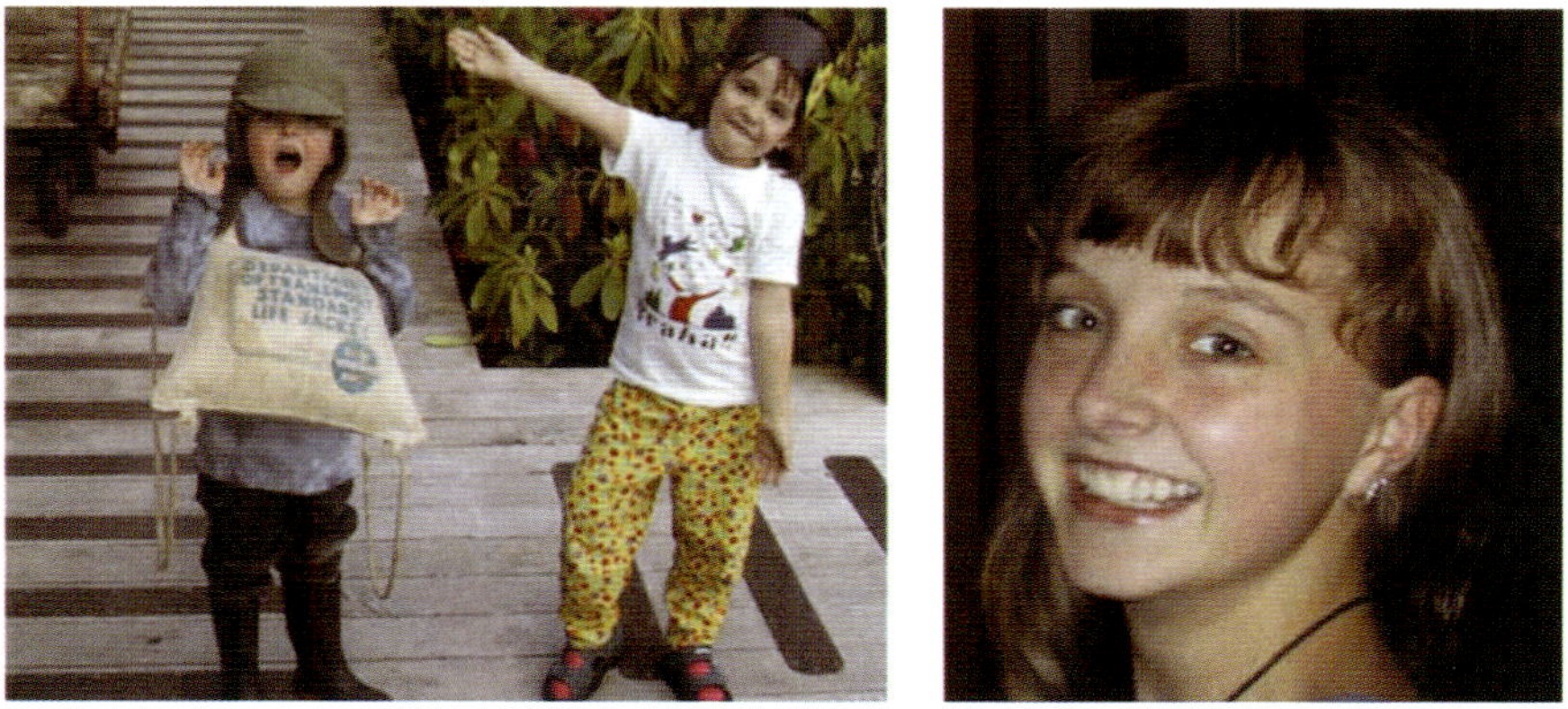

上：上の２枚の写真と次のページの２枚の写真を注意して見てほしい。違いがわかるだろうか？　このようにひとつの特徴だけが違っている写真のペアを用いて，「変化盲」の現象が示される。これらの写真を続けて見た場合，その違いには気づかないことが多い（とくに2人の子どもが写っている写真のほうはそうだ）。若い女性の写真では，その違いは，子どもの写真の場合に比べ物理的には顕著ではないが，知覚的に顕著であるため，容易に見つけられる。詳細は第６章を参照のこと。

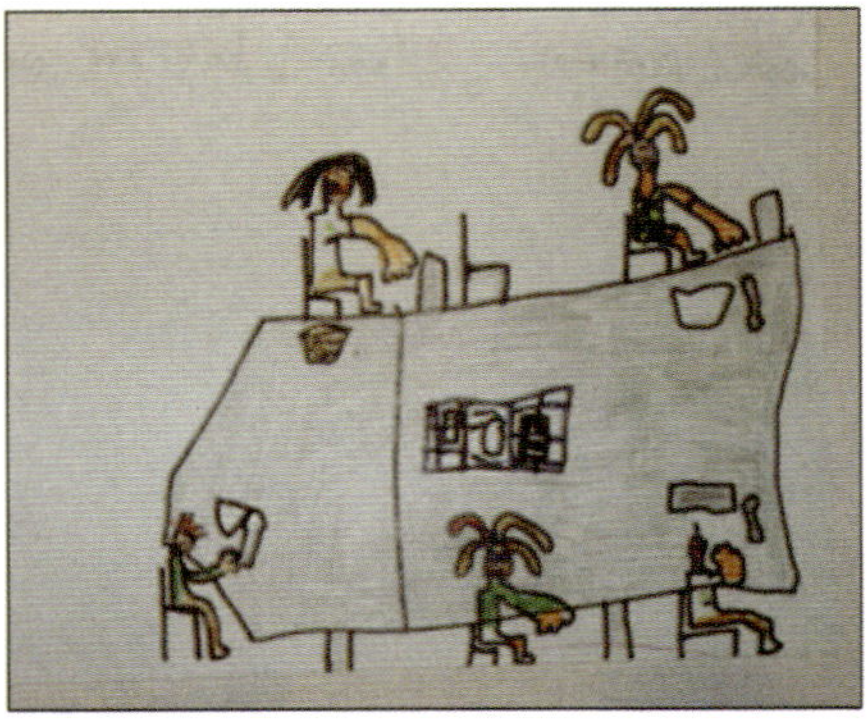

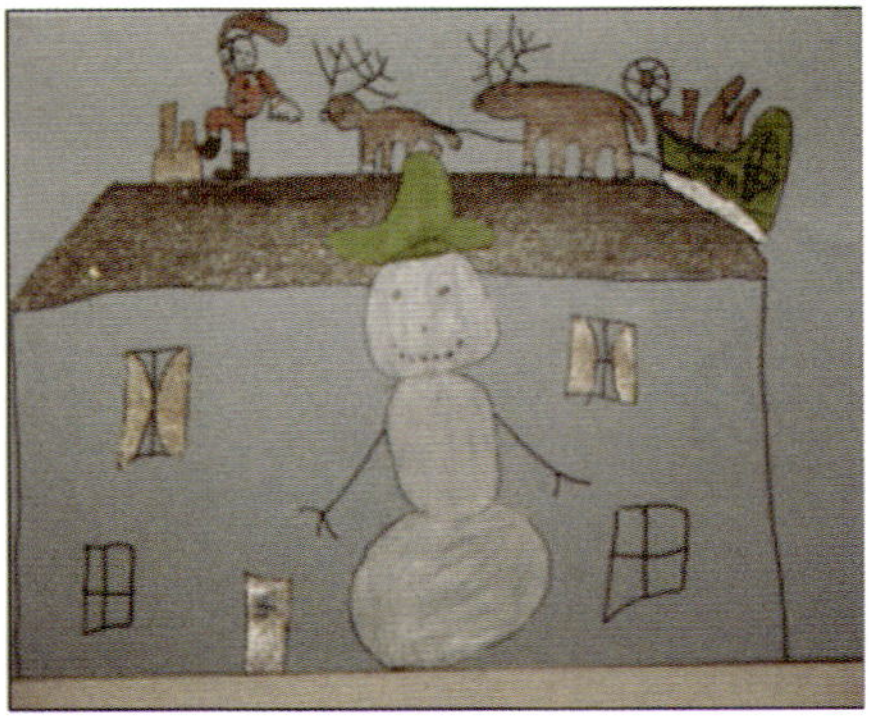

上：左の絵は6歳児が描いたものだが，幼い子どもの絵のつねで，距離と大きさの絵画的手がかりが欠けている。遠近法も，遮蔽も，距離にともなう大きさの調整も用いられていない。ただ，相対的な大きさの違いは用いられているし（テーブルが人間よりも大きく描かれている），距離も絵のなかの物体の高さによって表現されている（絵の上のほうに位置する人間は遠くにいる）。右の図は，同じ子が7歳になって描いた絵で，遮蔽や距離にともなう大きさの調整などの絵画的手がかりが採り入れられ始めている。詳細は第6章を参照のこと。ロス・ミルナーの許可を得て掲載。

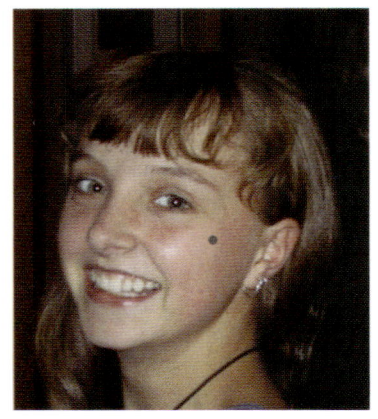

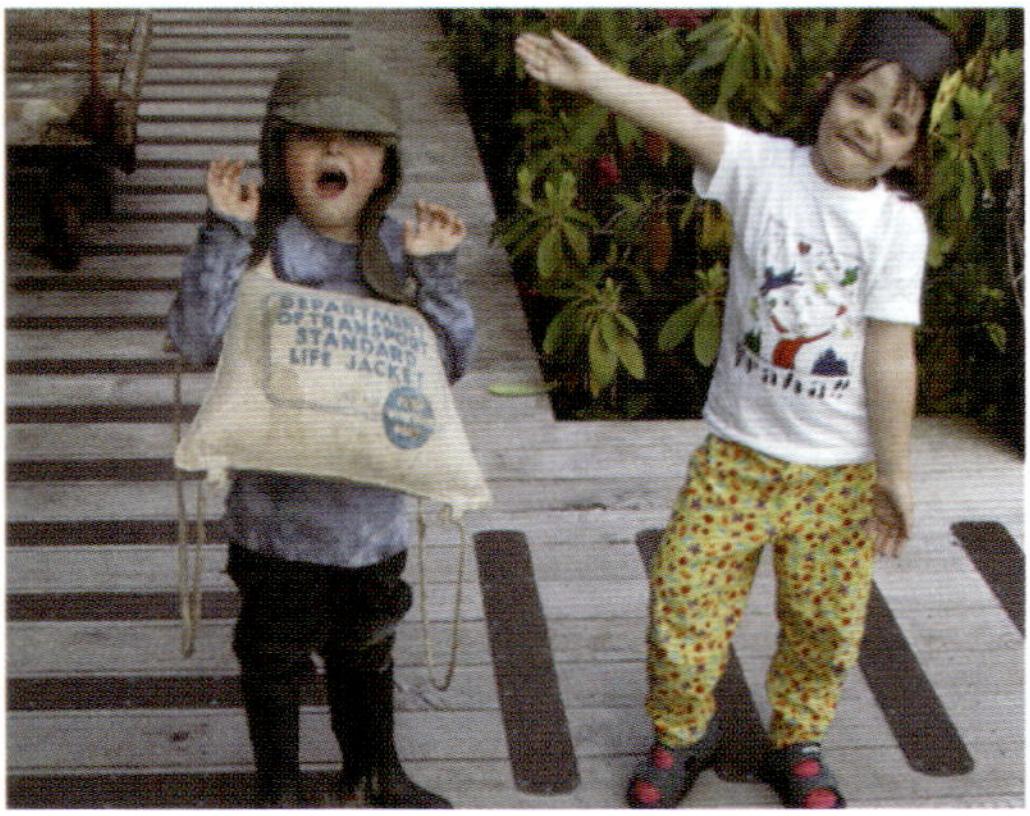

上：まえのページの続き。

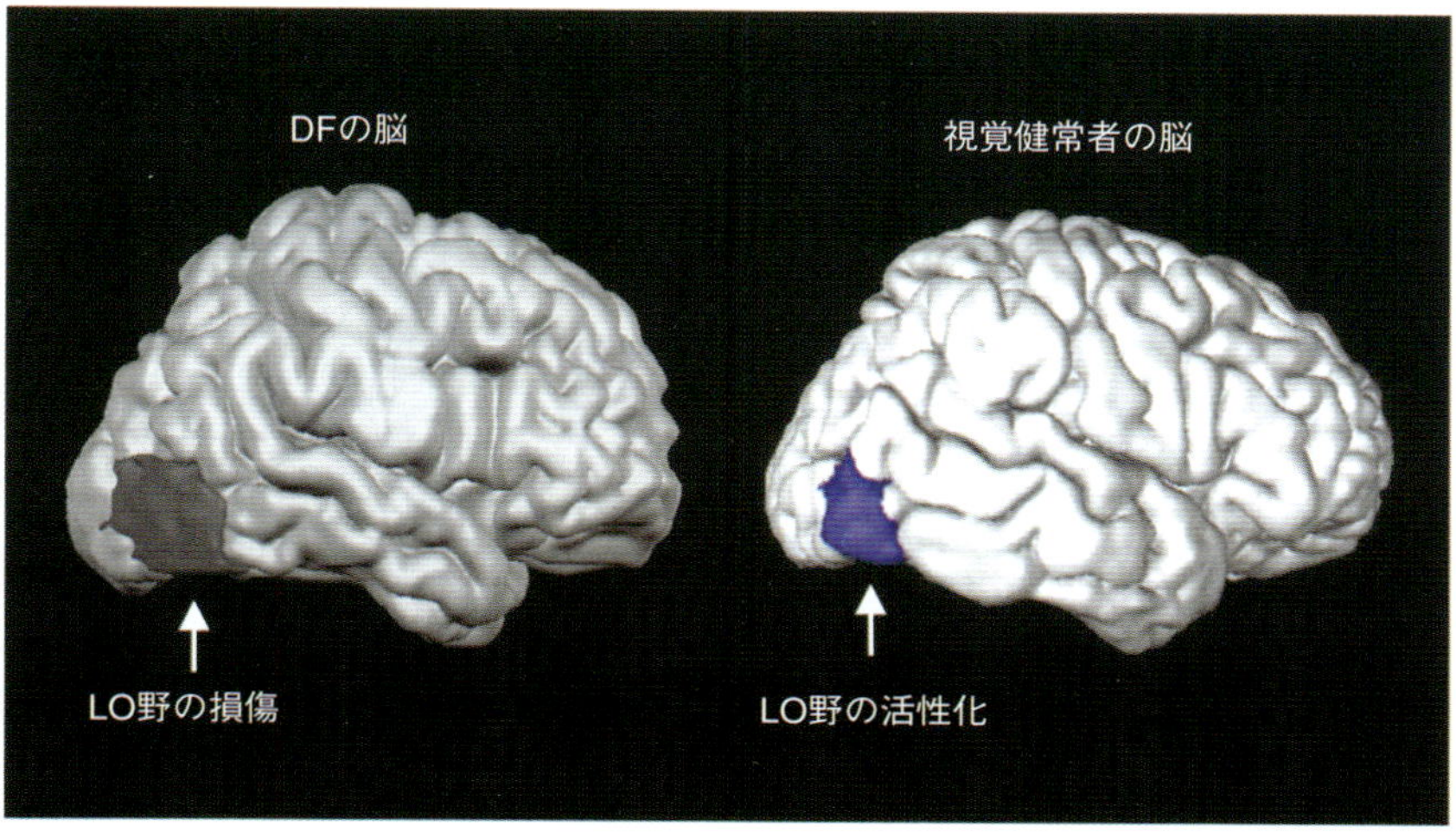

上：LO野は，物体の認識に関与する腹側経路の領域のひとつである。DFの脳では，両側のLO野に損傷が見られる。比較のため，視覚健常者の脳のLO野の位置を示してある。この位置は，実際の線画を見たときの脳の活性化とばらばらにした線画を見たときの脳の活性化を差し引いて得られたfMRI画像である。第8章の170ページを参照のこと。

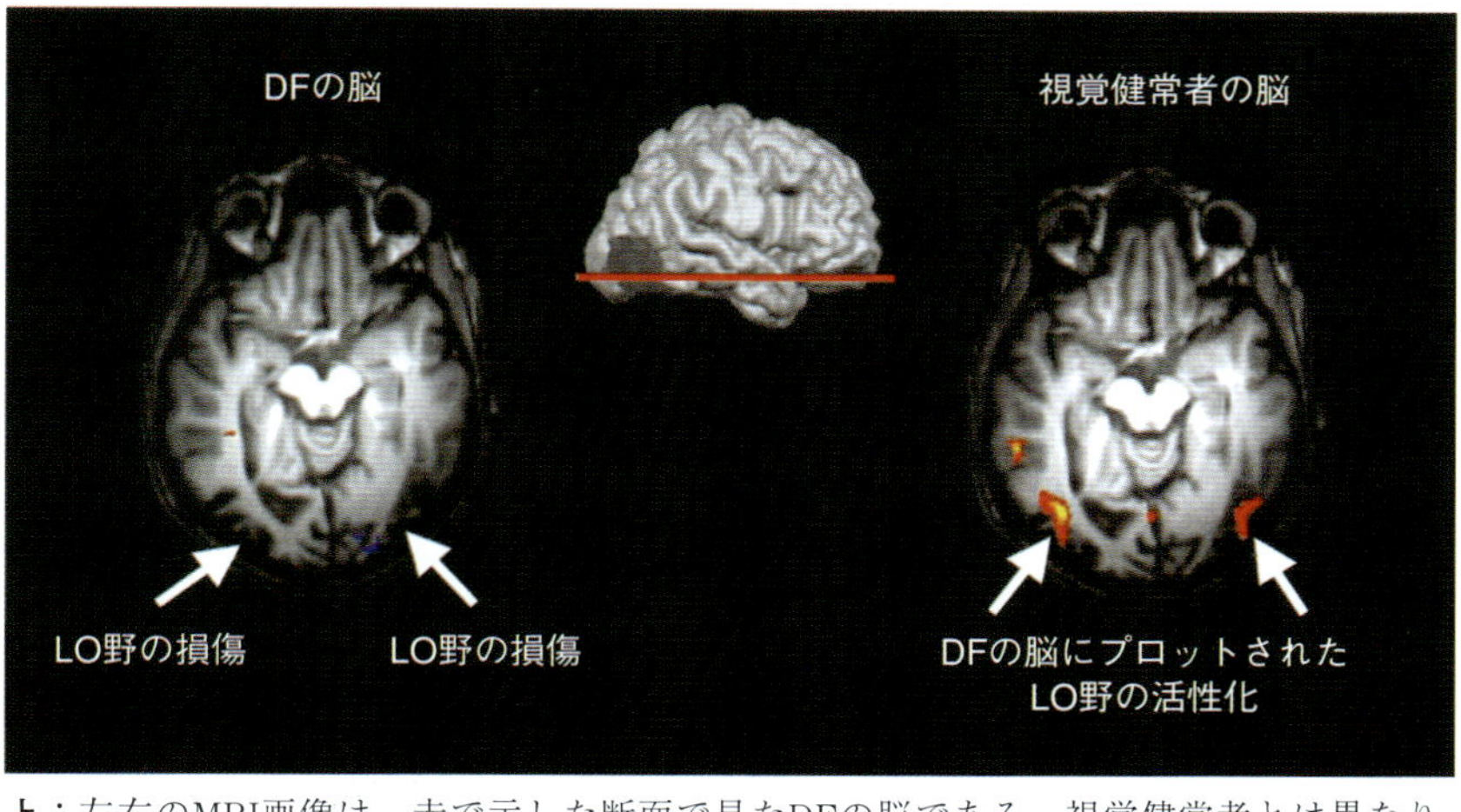

上：左右のMRI画像は，赤で示した断面で見たDFの脳である。視覚健常者とは異なり，DFの場合，実際の線画を見たときとばらばらにした線画を見たときとでは，活性化に違いがなかった。右の画像は，同じ課題を行なった視覚健常者で強い活性化が見られた脳領域を，DFの脳のMRI画像に重ねたもの。活性化の位置は，両側の損傷部位にほぼ一致している。詳細は第8章の170～171ページを参照のこと。James, T.W., Culham, J., Humphrey, G.K., Milner, D.A. & Goodale, M.A.（2003）Ventral occipital lesions impair object recognition but not object-directed grasping: an fMRI study. *Brain, 126*, 2463-2475 より。

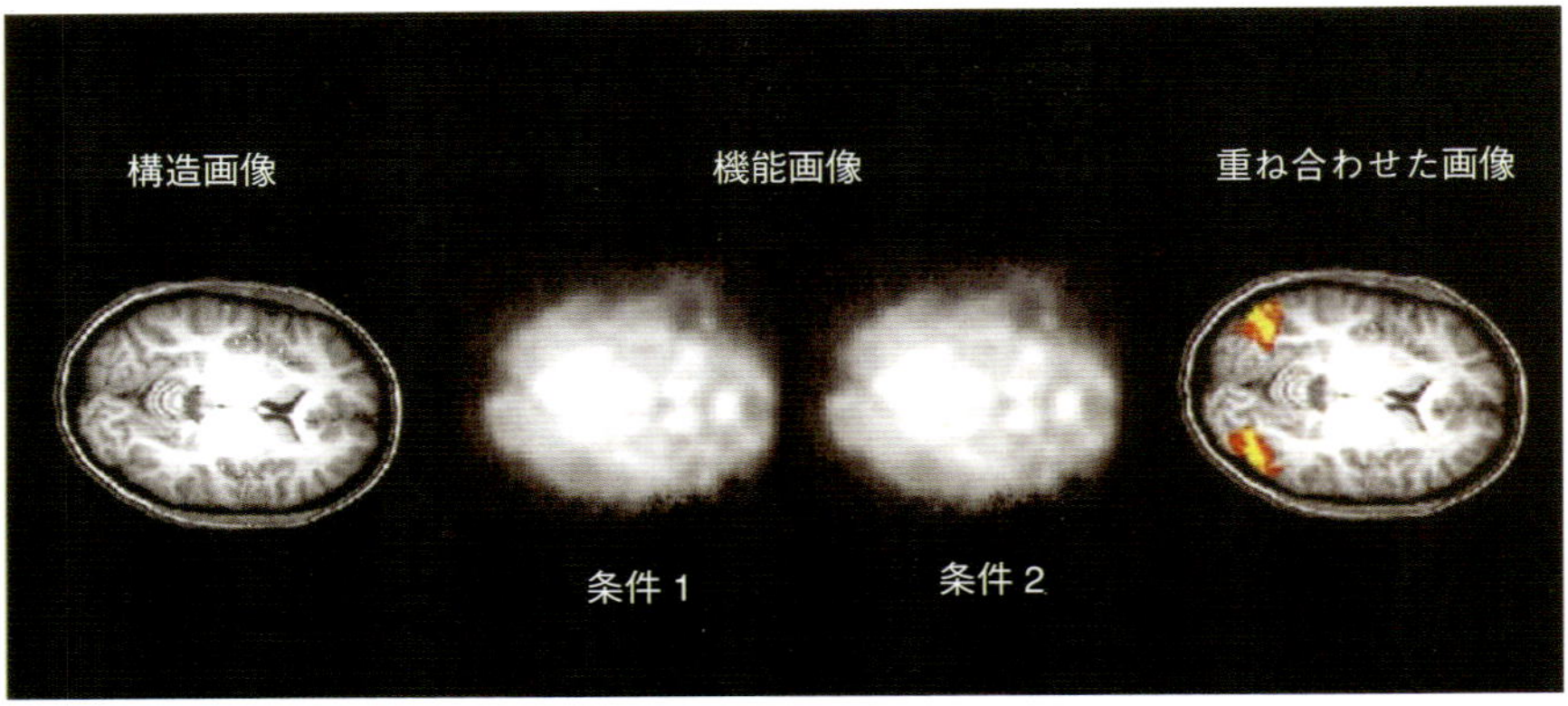

上：脳機能画像研究で用いられている減算法のロジック。実験条件（たとえば，物体の線画を見る「条件1」）での脳の活動パターンの画像から，統制条件（その線画の構成要素がばらばらになった刺激を見る「条件2」）での脳の活動パターンの画像を差し引く。得られた差（右の図）は，より基本的な視覚情報処理に関わる領域が「取り除かれ」，物体の線画だけによって活性化された領域を示している。こうした差は，慣例的にマップに「色をつけて」表現される（たとえば，もっとも活性化している領域を「黄色」，それよりも活性化が弱い領域を「赤」で表現するなど）。こうした色のついた領域が，同一個人の脳の解剖学的なMRI画像の上に重ねられる。ここに示した画像は，側頭葉での水平断面を表わしている。ボックス5･1，第5章と第8章を参照のこと。

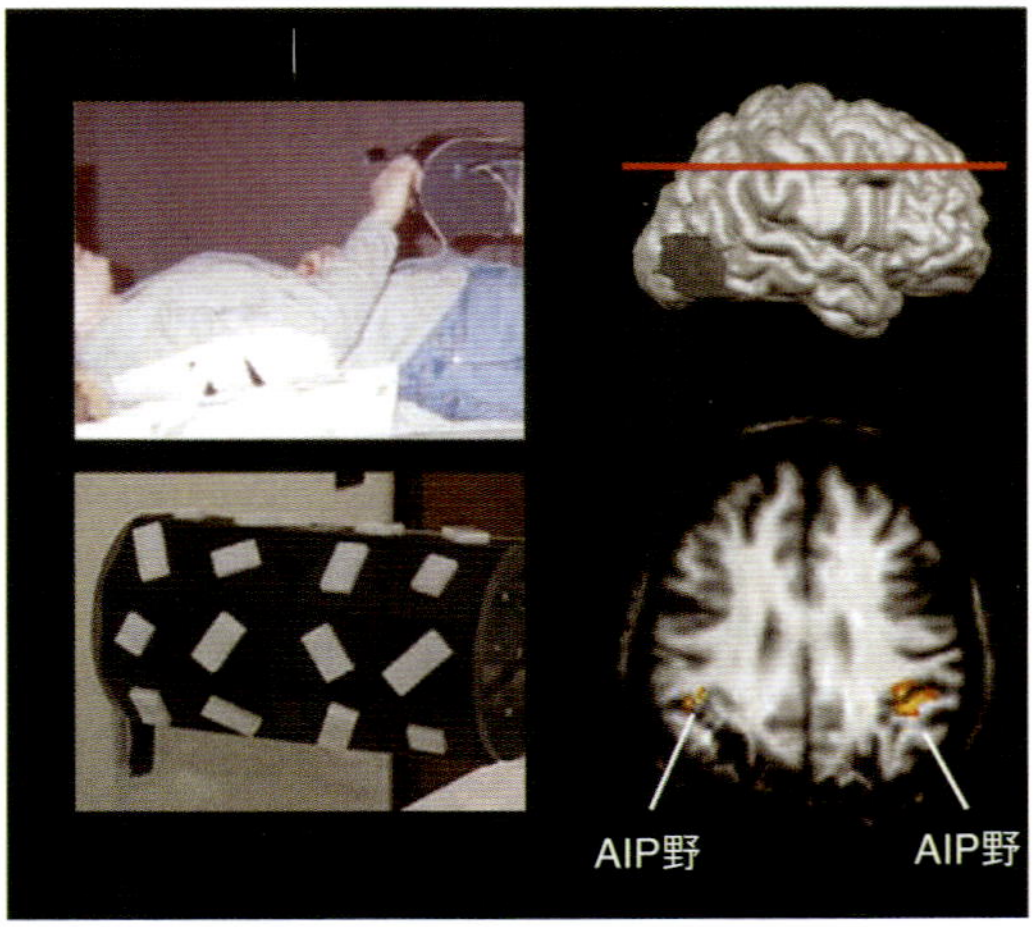

右：ジョディ・カルハムが考案した刺激提示装置。被験者は，MRIの磁石のなかの暗所で仰向けに横たわっている。実験者は，ブロックの配置された円筒をモーターで回して止め，被験者の前に所定のブロックがくるようにする。ブロックは，ブロック内部の発光ダイオードが明るく光ることによって提示される。被験者は，ブロックをつかむか，手の甲でブロックに触れるか（これが統制条件である）しなければならない。右に示したのは，DFの頭頂葉の水平断面で差が見られた領域である。ブロックをつかむときには，前部頭頂間溝領域（AIP野）に選択的な活性化が見られた。このような活性化が，統制群の被験者でも同じように観察された。Culham, J.C., Danckert, S.L., DeSouza, J.F.X., Gati, J.S., Menon, R.S., & Goodale, M.A.（2003）Visually-guided grasping produces activation in dorsal but not ventral stream brain areas. *Experimental Brain Research, 153*, 180-189 より。

うに専門化した部位と連絡している。つまり、背側経路モジュールは、頭頂‐前頭モジュールだとも言える。前の章で見たように、これらのモジュールは、系統発生的に古い低次の脳部位にある感覚運動制御器官（橋、上丘、小脳など）とも連絡している。これらの器官は、眼球や四肢の基本的運動を生み出す役目を担っており、正確な運動出力の値を決める。第4章で示唆したように、より新しい頭頂‐前頭モジュールは、高次の「統括」システムを構成していると考えることもできる。このシステムのおかげで、脳幹のより古い、より「反射的」な視覚運動ネットワークを柔軟に制御できるのだ。

腹側経路の場合と同様、ヒトには独立し専門化した背側経路のモジュールが存在するという証拠は、大脳皮質の特定領域に損傷のある患者の臨床研究から始まった。古典的なバリント症候群（たとえば、ルース・ヴィッカーズやアンヌ・ティエリの症例）は、多くの視覚運動性の障害によって特徴づけられる。たとえばサッケードの障害や、見ながらものに手を伸ばしたりつかんだりすることができないという障害など、さまざまである。もちろん、これらの患者では通常、損傷領域がかなり広く、両側の頭頂葉のほとんどが含まれる。しかし、頭頂葉にわずかな損傷があるだけで、特異的な障害を示す症例も数多く存在する。たとえば、標的を見て手を伸ばすことはできなくなってしまったが、その同じ標的に正確に眼を向けることはできる患者がいる。逆に、標的に手を伸ばして触れることはできるが、眼をその標的に向けることができないという症例もある。また、標的に手を伸ばすことはできるが、それをつかむために指を適切な形にできない患者もいる。

現在、ヒトの背側経路は、頭頂間溝（intraparietal sulcus: ＩＰＳ）と呼ばれる長い溝のなかにほぼ位置することがわかっている。ＩＰＳは、頭頂葉の上部をほぼ水平に走っている（カラー図版４の下の図を参照）。脳機能画像研究は、ものに手を伸ばす動作、サッケード、ものをつかむ動作それぞれに専門化した領域がこの溝のなかに独立して存在し、溝に沿って後部から前部末端にかけてこの順に並んでいることを明らかにしている。たとえば、さまざまな位置に光点を提示し、健常者に光点に眼を向けるか、指さしを行なうように求めたとしよう。指さしを行なわなければならないとき、これらのうち第一の領域（いわゆる頭頂葉手伸ばし領域、parietal reach region: ＰＲＲ）が活性化する。これに対して、（標的はこれと同一の光点であるにもかかわらず）手ではなく眼を動かさなければならないときには、すぐ隣の領域（外側頭頂間溝領域、lateral intraparietal area）が活性化する。もし標的を指さすときに眼も手も動かすことができる場合には（ふつうはこうだが）、両方の領域が活性化する。

　見えている目標物をつかむときにどの領野がとりわけ活性化するかを特定するためには、通常はそれと同時に起こる眼球運動と手伸ばしによる活性化領域を「引き算する」必要がある（この引き算の別の例はカラー図版８にある）。こうするためには、視線をつねに一定に保ち、目標物に手を伸ばしてつかむときの活性化パターンから、目標物に手を伸ばすときの活性化パターンを、画像のピクセルごとに引き算する。こうすると、三つの領域の最前部（前部頭頂間溝領域、anterior intraparietal area: ＡＩＰ野）のみが実質的に活性化の増加を示すことがわかる。ヒトに見られるこれら三つの領野――手伸ばし、サッケード、つかむ動作に関係した領野――がすべて、サルでも頭頂間溝周辺にまったく同じように存在するのは注目に値する。実際、これらの領野の最初の発見は、サルの頭頂皮質にある単一ニューロンの記録によるものであった。

ルースとDFの脳

ルースとアンヌのような患者に見られる視覚運動性の障害を引き起こす損傷は、かなり明確な特徴を持っている。脳の構造を示すCT画像やMRI画像によると、このような患者はみな、頭頂葉上部にある頭頂間溝やその周辺に損傷領域が限定されている。実際、頭頂間溝がヒトの背側経路の終点であると最初に推察できたのは、マリー＝テレーズ・ペルナンとアラン・ヴィゲットによって1980年代に報告されたこの事実にもとづいている。すでに述べたように、これらの結論はその後、脳機能画像研究で得られた証拠によっても確認されている。

これに対して、DFでは、損傷部位がそれほどはっきりとは特定されない。というのも、脳損傷が一酸化炭素中毒により引き起こされたため、その影響が広範囲にわたっているからである。DFは、腹側経路が完全に壊れているわけではなく、色の知覚を含む腹側経路の機能のいくつかは保持されていた。つまり、彼女の側頭葉にある専門化した視覚システムは、依然として視覚情報を受けとり、それを解釈する領域が働いているようである。事故直後に撮影された構造的MRI画像は、一次視覚野（V1）の大部分は損なわれていないが、そのまわりの視覚皮質領域が損傷を受けていることを示していた。高い空間分解能を持つMRIを用いて最近行なわれた撮影によって、このことがほぼ確認されたが、物体の知覚にもっとも関連する両側の腹側経路（LO野）の損傷が著しいことが明らかとなった。第8章で詳しく論じるが、ＤＦの損傷部位は、何人かの健常者の脳で示されたＬＯ野にほぼ一致していた。さらに、健常者のｆＭＲＩ画像から得られたＬＯ野の活性化を、ＤＦの脳構造の画像に重ねると、これもぴったり一致することが明らかになった。こうした新たな注目すべき知見から、彼女の視覚形態失認をより正確に解釈することができる。ＤＦは、線画を意味のない断片としてではなく、特定の物体の表現として見ることを可能にする決定的な領域を欠いているのだ。ＬＯ野が機能しないと、構成部分のたんなる集合と全体とを区別する構造（あるいは「ゲシュタルト」）を見る能力が損なわれるのである。

第8章で見るように、ｆＭＲＩによって多くのことが明らかになり、ＤＦの脳ではどの視覚脳領域が依然として機能し、どの領域が機能していないかに関して直接的な証拠が得られる。これらの新たな重要な結果については、第8章で詳しく論じる。ここでは、これらの結果から、背側経路は機能しているが、腹側経路の物体の形の知覚に関連した領域（とくにＬＯ野）が適切に機能していないということがわかる、ということを指摘するにとどめておこう。

脳に酸素が行かなくなると、広い領域にわたって損傷が起きるように見えるが、ＤＦの場合、なぜ腹側経路の形態処理だけが損なわれ、色の処理といった下位システムが影響を受けなかったかは、依然として謎である。脳表面上の血管の分布には個人差があるが、考えられる可能性のひとつとして、ＤＦの場合血管がほかの腹側経路領域に比べてＬＯ野に多く分布していたために、酸素欠乏の影響を大きくこうむり、ＬＯ野の損傷を引き起こしたのかもしれない。

盲視

DFは、知覚能力に著しい障害があるにもかかわらず、視覚運動制御が保持されているという際立った強力な症例である。歴史的に言えば、彼女は、この本で私たちが述べる理論の土台となる多くの手がかりを提供した。とは言っても、彼女は、文献上最初の「知覚できないのに行為できる」脳損傷患者ではない。私たちがDFに会う十数年前に、DFと同じように、視覚体験と視覚運動制御とが異なることを示す顕著な例が報告されていた。しかし、それらの患者の脳損傷の部位は、DFとはかなり異なっていた。これらの患者は、脳の片方の半球の一次視覚皮質（V1）を損傷しており、そのため視野のちょうど半分が見えなくなってしまった（「半盲」と呼ばれる）。このような半盲を臨床的に検査する通常の方法では、大きな半球状のスクリーンの「視野計」が用いられる。視野計では、患者がスクリーンの中心に眼を向けているときに、スクリーン上のさまざまな位置に光点がつく。半盲患者は、損傷部位と反対側のスクリーンに光点が提示された場合には、見えると報告することはない。

第4章で見たように、霊長類の知覚システムは視覚情報処理の腹側経路にあり、両半球ともV1から側頭葉の底部へと進んでゆく。この証拠の一部は、チャールズ・グロスらの研究によるものである。彼らは、サルの下部側頭皮質でニューロンの電気的活動を記録した。第4章で述べたように、彼らは、この領域にあるニューロンが広範囲にわたるさまざまな複雑な視覚パターンや物体に選択的に応答することを見出した。おそらく、これらのニューロンの高次の特性は、物体を定義する形、色、テクスチャーといった、さまざまな視覚的特徴に応答する低次の視覚システムのニューロンからの情報がそこに収斂していることによるのだろう。グロスらはさらに、この形の分析システムへの重要な視覚入力がV1から来ることを明らかにした。何頭かのサルでV1を切除したところ、眼にどんなパターンを提示しても、下部側頭皮質の細胞が活動しなかったのである。したがって、もしヒトの腹側経路がサルの腹側経路と対応しているなら、V1を損傷してしまうと、なにも「見え」なくなってしまうだろう。このことから、V1に損傷を受けた患者が、なぜ視野の対応した部分にまったく視覚体験を持たないのかが説明できる。

しかし、オックスフォード大学の神経心理学者、ラリー・ワイスクランツは、奇妙なパラドックスを指摘した。V1を損傷したサルは、こうした半盲患者と同様に盲であるはずなのに、「見えない」視野に提示された視覚刺激を検出することができた。なぜできるのだろうか？　当時考えられたのは、サルよりもヒトでは、V1が視覚にとって重要になったのに違いないというものであった。ワイスクランツは、この考えを受け入れるのをためらった。それというのも、サルの視覚システムについて知られていたことはすべて、ヒトの視覚システムで知られていたことにほぼ対応していたからである。彼は、このパラドックスを解決するもっと単純な方法があることに気づいた。サルとヒトに見られる進化上の共通点を考慮に入れる方法である。ワイスクランツが指摘しているように、サルに求められていたのは、見ているものを報告することではなかった。二つの異なる視覚刺激を弁別したり、エサに手を伸ばしてつかんだりすることであった。これに対して、ヒトの患者に求め

ボックス　5・2　左右の脳——機能の非対称性

ヒトの脳の特徴のひとつは，機能の非対称性である。ヒトの身体つきがみな似ているのと同じく，脳の外観もほぼ対称的だが，性格が人それぞれであるように，脳の機能も非対称的である。読者のほとんどは，左半球が言語的，「論理的」であり，右半球が視覚的，「創造的」だということをどこかで読んだことがあるかもしれない。こういった考えは間違いだとは言えないが，半球間の違いは，一般書に書いてあるほど明確なものではない。

見慣れた顔や場所の視覚的認識がおもに右半球の腹側経路で行なわれていることを示す証拠が，脳損傷患者に関する神経心理学的研究から得られている。たとえば，相貌失認や地誌的失認は，左半球よりも右半球の腹側経路の損傷によって生じることが多い。脳機能画像研究の報告も同様である。顔や場所の写真が提示されると，典型的には右半球の顔領域と場所領域が，左半球のそれらに対応した領域よりも強く活性化される。腹側経路での処理の大部分がなぜ右半球に集中しているのかは，よくわかっていない。ひとつの可能性として，左半球ではそれと対応した領域の多くが，別の仕事（とりわけ発話や言語理解に関係した仕事）をしているという説明が考えられる。同一の脳領域で言語と視知覚を同時にこなすのは，不可能なのかもしれない。

これに対して，処理の初期段階の視覚領域は，脳の左半球には視野の右側が，右半球には左側が表現されているように，脳の左右両半球でまったく対称的に組織されている。同様に，運動皮質も対称的に組織されている。たとえば，左半球の運動皮質に卒中が起きると，つねに右半身に運動障害や麻痺が生じ，右半球の卒中では左半身が麻痺する。最初の段階の感覚システムや最後の段階の運動制御システムが完全に対称的だというのは，当然である。というのは，どちらも外界に直接関わる脳の部位だからである。これらの部位は，すべての脊椎動物において同じように組織されている。背側経路は視覚入力を運動出力に変換するという仕事をするので，左右両半球で対称的だというのは理にかなっている。こうした視覚運動システムを一方の半球に集中させるのは効率的ではないだろう。私たちは，標的が右にあっても左にあっても，同じようにうまく反応できなければならないからである。そして実際そうできるようになっているのだ。左の頭頂葉を損傷しても，右の頭頂葉を損傷しても，視覚運動失調になる可能性は同じである。背側経路がこのように対称的に組織されていることは，視覚運動制御を調べている数多くの脳機能画像研究でも確認されている。

以上が，背側経路が対称的であるのがなぜ理にかなっているのかという理由である。では，なぜ腹側経路の場合にはそうではないのだろうか？　その答えはおそらく，腹側経路が，背側経路と同じように迅速で空間的にも正確な反応に重きをおいていないからだろう。実際，腹側経路の働きは，主としてオフラインである。そのほとんどは，脳のなかの意味的システムやほかの高次認知システムに連絡しているのに対し，運動システムとの間に直接的な連絡はない。

られていたのは、「なにが見えますか？」という質問に答えて、実際に自分が体験していることを詳しく述べることであった。サルの関心は、正しい反応をして報酬のエサをもらうことだけにある。ワイスクランツは、V1を損傷したサルが、意識的な視覚体験をまったく持たずにこれをしているのではないかと示唆した。すなわち、サルは当てずっぽうで反応しているだけで、そしてそれが正しいので報酬のエサを得ているのではないか。ワイスクランツは、患者も、これとまったく同じように検査できるはずだと考えた。つまり、患者に「光点が見えますか？」と聞くのではなく、光点を指さすよう頼めば、V1を損傷したサルと同じように、保持されている視覚能力を示すことができると考えたのである。

V1を損傷した患者をこのようにして検査し始めてみると、保持されている視覚能力の全容が明らかとなった。患者は、標的が見えないと言っているにもかかわらず、正確にそれを指さしたり、それに眼を向けたりできた。マリー＝テレーズ・ペルナンとイヴ・ロセッティは最近、「見えない」視野におかれた物体に手を伸ばしてつかむときに、手の開き幅を調節し正確に手首を回転させる患者もいることを見出している。ワイスクランツは、保持されているこうしたさまざまな能力を言うのに「盲視《ブラインド・サイト》」という奇妙な用語を用いた。

では、この場合なにが起こっているのだろうか？　盲視の患者が（もちろんV1を損傷したサルも）これらのことができるということは、どういうことなのだろうか？　結局、脳損傷によって、眼から二つの視覚経路に至るルートの表口が閉じられてしまっているのだ。ひとつの手がかりは、ほとんどの場合、保持されているのが実質的に視覚的な運動をする能力だということだ。このことから、上丘のような系統発生的に古い感覚運動システムが依然として眼から視覚情報を受けとり、この能力に関与している可能性が考えられる。確かにこのように考えると、患者が見えないと主張している物体にどのようにして眼を向けるのかを説明できる。上丘は、皮質を経由せずに眼から直接視覚信号を受けとり、その信号を直接眼球運動に変換しているからである。

とはいえ、これだけでは、盲視患者が「見えない」視野に提示された物体を指さしたり、つかんだりすらできるという事実は説明できない。すでに見たように、これらの行為は背側経路にある皮質システムに依存する。V1が機能していないのに、どうして視覚情報が背側経路に到達できるのだろうか？　その答えは、腹側経路は視覚入力を完全にV1経由で受けとっているのに対し、背側経路はそうではない点にあるように思われる。たとえば、フランスの神経科学者であるジャン・ビュリエは、V1を冷却して働かなくしても、背側経路内のニューロンが依然として視覚入力に応答することを見出している。この情報が背側経路に伝わるルートとしてもっとも可能性が高いのは、この場合も上丘を経由するルートである。上丘は、眼球運動の制御に直接関わっているだけでなく、眼から大脳皮質に至る別の視覚ルートの中継核でもあることが知られている。この裏口とも言えるルートはV1を経由しないため、盲視患者ではこのルートが損なわれていないのである。

私たちの見解では、DFが保持している視覚は、究極的には盲視とそう大きくは違わない。彼女は、V1の機能の大半が保持されているという強みを持っており、その結果、より原始的な上丘のルートだけに頼らなくてはならない盲視患者に比べて、背側経路領域への効率的な視覚ルートが残っていることになる。またDFは、視覚体験の一部——形の知覚——のみが失われているという点で、障害が盲視患者ほど重くない。しかし、これらの点を除けば、彼女はある重要な点で盲視患者とよく似ている。それは、視覚的制御によって多くの運動課題をこなせるが、その行動を制御する視覚的特徴の知覚体験がないということだ。

要約

この章では、腹側経路と背側経路という視覚脳の大きな分業体制がさらに小さなモジュールに分けられる、ということを見てきた。それぞれのモジュールは特定の仕事をこなし、腹側経路では特定の種類の視知覚を、背側経路では特定の行為の誘導を行なう。腹側経路にいくつものモジュールがあることはおそらく、各知覚カテゴリー内で識別を行なうには、視覚的な入力信号からそれぞれ別の種類の情報を抽出する必要があることを反映している。一方、背側経路にいくつものモジュールがあるのは、視覚情報をさまざまな種類の行為に変換する必要性があることによっている。次の章では、視知覚と行為の視覚的誘導それぞれの必要性が、二つの経路における視覚情報のあつかい方をどのように決定してきたのかを見てみよう。

第6章

なぜ二つのシステムが必要なのか？

さまざまな証拠からほぼ確実に言えるのは、私たちヒトには二つの視覚システムがあるということである。その二つとは、知覚のためのシステムと、行為の視覚的制御のためのシステムである。第4章では、私たち霊長類の祖先にこうした分業体制が出現したのは、これら二つの機能にはそれぞれ異なる種類の処理が必要だったからだと示唆した。では、知覚と行為それぞれに必要な種類の処理とはどのようなものだろうか？　それは、二つの経路が視覚入力を処理する方法にどのように反映されているのだろうか？　意識的な知覚が知る必要があって、行為の視覚的制御が知る必要がないもの（あるいはその逆）とはなんだろうか？

まず、自然淘汰によって二つのシステムがなにをするように「デザイン」されているかをもう一度考えてみよう。視知覚は、外界を理解し、将来にわたって用いることができるようにその表象を作り上げることを可能にする。これに対して、動作の制御――食べ物をつまみ上げることから、逃げるアンテロープめがけて槍を投げることに至るまで――には、目標物の実際の大きさ、位置、動きに関して正確な情報が必要である。これらの情報は、現実世界の絶対的な計測値、つまり物体の実際の距離や大きさの点から符号化されなければならない。さらにその情報は、動作を行なうその瞬間に、利用できなければならない。

この章で見ていくように、こうした大きな二つの目的が、単一の統一的視覚システムでは計算が無理な、相矛盾する要件を脳に課すのである。

脳にテレビを見るモジュールはあるか？

知覚は物体を文脈のなかにおく。私たちは、物体の大きさ、位置、動きを、光景のなかのほかの物体や面との関係で知覚する。つまり、知覚は相対的であり、絶対的なものではない。このことから、なぜ私たちがテレビを難なく見ることができるかが説明できる。テレビ画面には、絶対的な計測値は存在しない（図６・１）。実際、私たちがテレビ画面で起こっていることがわかるという事実は、考えてみると驚くべきことである。テレビ画面上にあるのは、光と影、そして色のパターンにすぎない。そのパターンが私たちの前の小さな二次元平面上でたえず動き変化する。しかし私たちは容易に、これらのパターンから意味のある物体を知覚し、その画像が表わしている複雑な出来事を理解することができる。

テレビ画面上にある大きさや距離についての唯一の情報は、画面上に映し出された物体どうしの関係と、その物体の実際の形状に関する私たちのこれまでの知識にもとづいている。たとえば、ひとつの顔が画面いっぱいに映し出されることもあれば、その顔が群衆のたくさんの顔のなかのひとつであることもある。しかしどちらの場合でも、私たちはそれが顔だとわかり、どちらのほうが近くにあるかもわかる。さらに厄介なのは、視点が突然変化することである。この場合には、音楽映

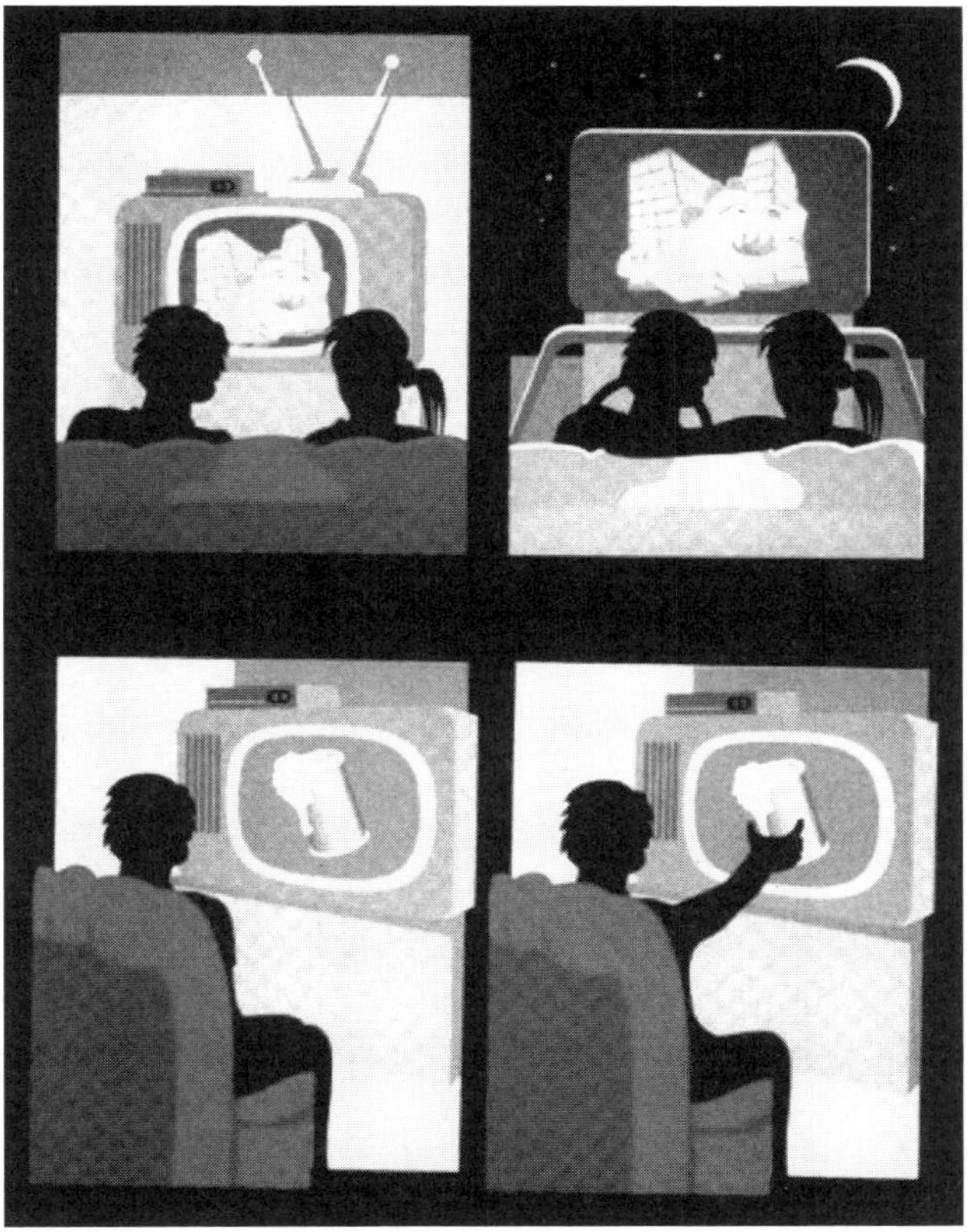

図 6･1
人間，建物やゴジラがテレビ画面上の小さな映像として示されようが，あるいは映画のスクリーン上の大きな映像として示されようが，それは，なにが起こっているかという私たちの理解とは関係しない。実際，画面いっぱいに人物が映ることもあれば，ゴジラから逃げているちっちゃな人間が映る場合もある。私たちの知覚にとって重要なのは，画面上の人物や物体の相対的な大きさである。しかし，画面上で起こっていることがわかるのに問題はなくとも，そこに映し出された物体に手を伸ばしてつかむことはできない。これは，それらの映像が，私たちを基準にして，外界の物体の実際の大きさや位置を反映していないからである。確かにテレビは，外界に関する私たちの体験に似せることができるが，外界に働きかける際に必要な視覚情報を与えることはできない。

像やCMに見られるように、カメラマン、編集者や番組制作者の思惑のままに、画面が急に飛んだり場面が急転換したりする。それでも私たちは、なにが起こっているかをさほど困難もなく理解できる。物体の大きさ、形、距離は、実際の世界の幾何学に関する知識や光景のなかのさまざまな物体の相互関係、そしてひとつひとつの場面が連続しているという仮定などにもとづいて推測されるにすぎない。にもかかわらず、幼い子どもでも、テレビ画面上で繰り広げられていることをすぐに、そして自然に理解する。

もちろん、私たちの視覚システムは、テレビ画面で起こっていることを理解できるように進化してきたわけではない。私たちの脳には、特別な「テレビを見るモジュール」があるわけではない。だが、テレビは知覚に関して重要なことを教えてくれる。もし、私たちの視覚脳が、テレビの表現方法を受け入れることがなかったなら、主要な通信手段としてテレビがこれほど発展することもなかっただろう。ほぼ確実に言えるのは、テレビを見てわかる脳のメカニズムは、現実世界を知覚し理解するのを可能にするメカニズムと同一のものである、ということだ。現実生活においても、脳は、物体について保持されている知識（たとえばその大きさ）を利用して、ほかの物体の大きさや、自分からの距離や物体どうしの距離を推測する。眼の前に展開する光景から意味や重要性を抽出するためには、さまざまな物体どうしの相対的な大きさや位置、速さを知るだけで十分であり、視覚世界を理解するために、光景のなかの個々の物体の絶対的な計測値を知る必要はない。

これに対して、行為を制御する際には、相対的情報はほとんど役に立たない。たとえば、コーヒーカップを持ち上げるためには、それがコーンフレークのボウルよりも遠くにあるとか、マーマレードの瓶よりも近くにあるということがわかっているだけでは不十分である。あるいは、たとえばその光景が朝食のテーブルだとわかっても、なんの助けにもならない。ものをつかむ動作をプログラムし制御する脳のシステムは、カップの実際の位置と大きさに関する計測値を知る必要がある。しかも、そういった位置や距離の情報は、自己を中心とした準拠枠のなかで——つまり、物体どうしの関係ではなく、観察者を中心にして——計算されなければならない。

テレビは、まわりの世界に関するあらゆる種類の有用な一般的知識を与えてはくれるが、物体に、、、、働きかけるときにはほとんど役に立たない。テレビ・コマーシャルで缶ビールを見ることはできても、それをつかむことはできない。それは、缶ビールが実在しないからというだけではなく、缶ビールを見る視点がカメラマンの視点であり、私たちの視点ではないからでもある（図6・1を参照）。もちろん、ロボットなどの装置を制御する場合や、作業空間を直接観察できないような場合には、ビデオ映像がうまく用いられている。ただし、これらの場合には、映像の視点と倍率をほぼ一定にする必要がある。もし映像を頼りに手術をしなければならない外科医がいたとして、音楽のプロモーション映像のようにカメラが予測できない動きをしたなら、どんな惨事が起こるか察しがつくだろう！

この議論は、知覚と視覚誘導性の行為では必要とされる要件が異なるということだが、このことから二つの重要な結論にたどり着く。第一に、行為のための計算は計測値として正確で（かつ信頼性が高く）なければならないため、ある段階で、外界の知覚を媒介するメカニズムとはまったく異なる視覚メカニズムに頼らなければならない。第二に、（たとえば、手でつかむ動作とサッケードのように）異なる行為は異なる自己中心的準拠枠での計算を必要とするので、行為の制御には複数の異なる視覚メカニズムがあって、それぞれのメカニズムは異なる効果器システムの制御に専門化している可能性が高い。これまでの章で見てきたように、自然はこれをうまくやってのけたようである。霊長類では、自然淘汰によって、こうした設計原理を実現する脳が作り出された。別の言い方をすれば、知覚と行為では違った計算が必要であり、おそらくこれが視覚脳の進化の大きな推進力になったのだ。

時間と観察者

ヒトは、ほかのほとんどの動物と同様、睡眠時を除けば、数秒以上じっとしていることはまずない。実際、机に向かっているときでも、眼を動かしたり、回転椅子に座ったまま向きを変えたり、その背にもたれかかってストレッチしたりする。言いかえると、私たちは、まわりにある物体と静的な関係にいることはほとんどない。しかし、電話に手を伸ばして受話器をとったり、コーヒーカップを持ち上げたり、来客があれば挨拶の握手をしたりすることは簡単にできる。網膜上に投影される光のパターンはたえず変化しているにもかかわらず、こうした行為は何気なく行なえる。もちろん私たちは、あるレベルでは、コーヒーカップがどこにあるか——たとえば、カップは机の上の、電話の右にある——を「知っている」。しかし、カップを持ち上げるには、脳は、自分の手を基準にしてカップの正確な位置を計算しなければならない。さらに、手をどう動かすかも計算しなければならない。私たち（眼も含めて）がまったく動かないでいるというありそうもない状況なら話は別だが、そうでない場合は、5秒前の計算結果は役に立たない。つまり、目標物に向けて運動をうまくかつ安定して誘導するためには、その瞬間に利用可能な視覚情報をたえず更新しなくてはならない。このことは、動きを開始する直前に、動作の指示に必要とされる正確な値を脳が計算しなければならないということを意味している。同様に、動作を実際に行なうかどうかにかかわらず、この情報を1秒の何分の1か以上保持することは無意味である。その情報が価値を持つのはほんの一瞬の間だけだということのほかに、システムにその情報をとどめておくことも大きな負担になるからである。

もちろん、物体を取り去ったあとでも、「古い」視覚情報を利用して、手を伸ばしたり指でつかんだりすることはできる。たとえば、数分経ってからでも、机の上の特定の位置におかれていたコーヒーカップをつかむふりをすることができる。確かに視覚情報はもう存在しないのだが、こうした行為は、ある意味では視覚的に誘導されているとも言える。ただし、このときの運動は、視覚的に直接制御される滑らかで適切に調整された運動とはまったく異なる。私たちは、第2章で述べた長方形のエフロン図形を被験者に提示し、運動開始までに数秒間暗いなかで待ってもらうという実験を行なった。この遅延時間中に、エフロン図形を取り去り、被験者にはいましがた見た図形があったならどう持ち上げるかを「パントマイム」で表現するように求めた（図6・2を参照）。このようにしてパントマイムで表現された運動は、ゆっくりとしており、正確さに欠け、ある程度型にはまっていた。これは、実際の物体に対して実際の動きをするのではなく、どう動くかを実験者に示

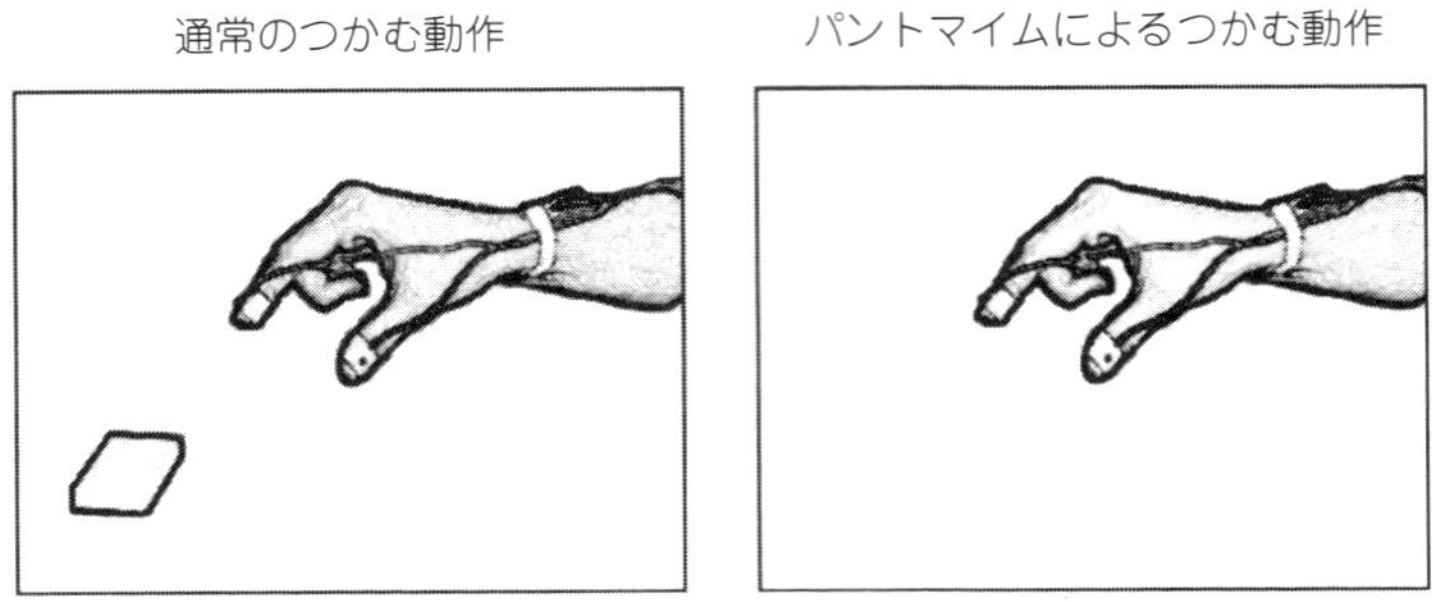

図 6･2
ものをつかむ通常の動作では，私たちは眼の前にある物体に手を伸ばし，つかみ上げる。「パントマイム」でものをつかむ場合には，物体を見たあとにそれが取り去られ，数秒の遅延時間をおいて，手を伸ばして，それをつかむふりをする。見えている物体をつかむ動作には，背側経路の自動的な視覚運動システムが関与するが，パントマイムのつかむ動作には，以前に見た物体の意識的な視覚的記憶を用いる必要がある。この視覚的記憶を構成するのは，腹側経路である。

すだけなのだから、このような結果になるのは当然である。このような運動の特徴の変化は、2秒という短い遅延時間でも観察される。もちろん、実際に物体をつかむときと同じように、小さな物体よりも、大きな物体の場合に手を大きく広げはするものの、その調節は運動の最後のほうでなされる。また、パントマイムで表現される手の開き幅は、実際に物体をつかむときに比べて小さくなる傾向が見られる。おそらく、被験者は、実際に物体をつかむときに、その大きさよりも手を大きく広げていることに気づいていないのだろう（図2・3参照）。

私たちの多くは、パントマイムをしようとしても非現実的なものにしかならないが、パントマイムの役者はものをイメージして、見る人がなるほどと思うような動作をする。実際彼らは、出来事の一部始終を伝えることもできる。はしごを登る、窓を拭く、重いものを持ち上げる、バナナの皮をむくといった動作をなにもない空間で演技して、見る者をなるほどと思わせる。そのためには、まずそうした動作が実際にどのようになされるのかを綿密に検討し、その動作のある側面を誇張し、ほかの側面は誇張しないようにする。しかしここで重要なのは、実際のティーカップを持ち上げるのにはなんら特殊な技能は必要としないのに対し、カップをイメージしながらこれとまったく同じ動作をするには、訓練を積んだ技能が必要とされるという点である。さらに、パントマイムの役者とは違って、私たちが実際の物体を持ち上げるときには、その物体や動きについて詳しく考えたりはしない。そのため、オフラインで動作をしなければならない状況になると、それが簡単にはできなくなるのだ。

実験では、学生が2秒の遅延のあと、図形を持ち上げるふりをするが、このとき、パントマイムの役者がとる方略に似た方略を用いていることは間違いない。とはいえ、学生がパントマイムの役者ほど細かなところを見る観察力を持っているわけではない。おそらく、つかむふりをする（この場合には数秒前に見たばかりの）物体を視覚的にイメージしているだろう。もちろん、被験者が情報を記憶として保持するには、まず物体を知覚する必要がある。ただし、この本で述べてきたように、こうした知覚的処理は、通常私たちがオンラインのつかむという動作をプログラムし制御するために用いている処理とは異なる。物体の知覚から引き出され保持された情報に頼る必要があるのは、このように物体をつかむふりをするといった不自然な場合だけである。では、そもそも物体の形や大きさが知覚できないときには、どうなるのだろうか？　その場合には、パントマイムでものをつかむことができなくなったりするのだろうか？

すでに述べたように、DFは、物体の形や大きさを知覚することはできないが、物体をリアルタイムでつかむ場合には、手の開き幅を物体に適切に合わせてうまく調節する。彼女の場合、これをするには、物体の大きさや形についての関連した視覚情報を用いることができないので、視覚運動システムに頼るしかない。もしこうした考えが正しければ、このすぐれたオンラインの能力があっても、同じ図形をパントマイムでつかむまねをするときには、それがきわめて困難になると予想される。この場合には、視覚運動システムに頼ることができないのは明らかである。なぜなら、その視覚情報は、利用したくても、減衰してしまっているからである。さらに彼女は、視覚健常者と違って、知覚システムがほとんど機能していないので、このシステムも利用できない。2秒前に提示された図形の形や大きさも思い出すことができない。そもそも形や大きさについての知覚体験は持っていないからである。

DFの行動はこの予測通りになる。さまざまな大きさの図形を持ち上げるという行為をパントマイムで示そうとしても、手の開き幅は、その実際の大きさとはほとんど対応していない。明らかに、DFは、自分の動きを誘導するための、いま見たばかりの図形に関する知覚的に符号化された情報を持っていない——図形を見てから動きを開始するまで2秒しか経っていないのに。彼女は、図形をつかむふりができないのではない。そうした動作はするのだが、手の開き幅は提示された図形の大きさとはまったく対応していないのだ。実際、第2章で述べたように、彼女は、いま見たばかりのものによらずに、見慣れたものについての記憶にもとづいてパントマイムするのにはなんの問題もない。もしグレープフルーツやヘーゼルナッツのような身近なものをイメージするように頼めば、まったく適切に——グレープフルーツに対しては大きく、ヘーゼルナッツに対しては小さく——手を開くことができる。

DFは、いま見たばかりのものに手の開き幅を合わせることができないだけでなく、標的光が明滅して数秒経ってから指さしをする場合も、同じようにできない。ものをつかむ場合とまったく同じように、標的光がついたままでいるときには、指さし反応は視覚健常者と同程度に正確にできる。しかし、数秒経ってから運動を開始しなければならないときには、誤りの程度が視覚健常者よりもはるかに大きくなる。

ここから言えるのは、ＤＦは、視覚情報を与えられても、すぐにその情報を使えない場合には、それを使って課題を行なうことができない、ということだ。遅延がなければ、彼女は、視覚運動システムを視覚健常者と同程度にうまく使える。彼女が動作を大きく誤るのは、知覚された出来事の記憶を用いる課題を行なう場合に限られる。すでに述べたように、物体の位置や形に関するＤＦの知覚は損なわれているため、彼女には記憶する情報そのものがない。つまり、パントマイムのもととなる情報がないのだ。

では、ＤＦの脳損傷と正反対のパターンを持つ患者、すなわち背側経路に損傷がある患者ではどうなるだろうか？　パントマイム課題はどんな結果になるだろうか？　彼らは、即座に自分の行為を制御するために、視覚をうまく使うことができない。つまり、視覚運動失調の状態にある。しかしここでは、次のような逆説的な予測をしてみよう。彼らは、視覚的な標的に即座に反応するのではなく、数秒経ってからパントマイムで動作を表現したほうがうまくできるだろう。このような患者は外界の知覚が損なわれていないので、遅延の間に標的に関する知覚的記憶を呼び起こし、どう反応するかに役立てることができると予想される。つまり、標的にすぐに反応するよりも、遅延があったほうがうまくできるはずである。実際、遅延をおいて指さしする場合でも、パントマイムでつかむ場合でも、この予測通りになることが示されている。

マルク・ジャヌローとフランソワ・ミシェルとともに、私たちはアンヌ・ティエリを検査した。彼女については第3章で紹介したが、両側の頭頂葉を損傷して視覚運動失調になった。もちろん、視覚運動失調の特徴的な症状は、標的に向けて手を伸ばすことが正確にできないことである。アンヌもこの例外ではなかった。スポット光を瞬間的に提示し、彼女の指さし能力を検査したところ、大きく誤り、標的から数センチずれることも多かった。しかし驚くべきことに、スポット光が消えてから指さし運動を開始するまで5秒間ほど待ってもらうと、誤りははるかに小さくなった。これはほんとうに驚くべき結果である。なぜなら、視覚健常者に5秒経ってから指さしをするように頼んでも、成績が向上することはない――逆に成績は悪くなる――からである。（すでに触れたように、DFの成績は遅延後にははるかに悪くなった。）

遅延条件でアンヌができるようになることは、遅延課題を行なうにあたって、まったく別のシステム――損傷をまぬがれたシステム――を用いることができると仮定しないかぎり、説明できない。このシステムが知覚システムである。これは、即座に反応を誘導するようには設計されていないが、パントマイムで反応しなければならないときには効力を発揮する。アンヌがリアルタイムで反応するとき、彼女の背側システムは損傷しているため、反応は大きく誤ってしまう。しかし待たなければならないときには、彼女は損傷していない知覚システムを用いて、視覚健常者と同程度にこの課題ができる。それゆえ、即座に反応する場合よりもはるかによくできることになる。すなわち、アンヌの脳は広い範囲にわたって損傷していたが、なんとか無事だった知覚システムによって、明滅した光点の位置の視覚的記憶を保持することができる。おそらくこの視覚的記憶によって、パントマイムによる反応をうまく誘導できるのだろう。

つい最近、私たちはイヴ・ロセッティとクリス・ディケルマンとともに、イレーヌ・ギットンという若い女性を検査した。彼女は、アンヌと同様、両側の頭頂葉損傷によって視覚運動失調になったが、バリント症候群のほかの症状はほとんど見られなかった。運動を開始する前に待たなければならないときには、イレーヌは、アンヌの場合とまったく同じように、指さしがより正確になった。さらに、つかむのも正確になった。すなわち、眼の前におかれた物体をただつかむ場合には、物体の大きさに手の開き幅を合わせることができなかったが、パントマイムで表現したときにはよくできたのである。これは、DFとは正反対の結果である。こうした互いに逆の結果から、説得力のある説明が得られる。イレーヌとDFは、即座につかむ場合と遅延をはさんでつかむ場合では、二重解離を示す――遅延をはさむと、イレーヌはうまく運動を実行できるが、DFはできなくなる――のだ。

遅延反応に関するこれらの実験はみな、行為の背側経路がリアルタイムで機能し、必要な視覚運動座標をほんの短い時間（せいぜい数百ミリ秒）だけ保持する、ということを示している。原則は「すぐ使わないとなくなる」ということのようだ。一方、知覚の腹側経路は、それよりももっと長い時間のスケールで働く。たとえば、だれかに初めて会ってから、何日か何か月、あるいは何年間もその人の顔を覚えていることができる（名前はいつもそうというわけにはいかない）。時間的スケールでのこの違いは、二つの経路が行なう仕事の違いを反映している。ただし、時間的スケールの違いだけが、背側経路と腹側経路の違いではない。この章の初めに述べたように、二つの経路は実際に、まったく異なる準拠枠を用いて、異なるやり方で外界を「見て」いるのだ。

光景の準拠枠と自己を中心とした準拠枠

物体の大きさや位置、向き、形を知覚するとき、私たちは、暗黙のうちに、光景のなかのほかの物体との関係でそれらを見ている。これに対して、その同じ物体に手を伸ばしてつかむときには、脳は、視覚的文脈（すなわち物体が埋め込まれている光景）を考慮することなく、物体そのものと、それと私たち（とりわけ手）との関係だけに焦点を当てる必要がある。別の言い方をすると、知覚は光景の準拠枠を用い、行為の視覚的制御は自己を中心とした準拠枠を用いている。

光景の準拠枠は、知覚にとっては意味がある。というのは、その準拠枠によって、脳は、すべての種類の情報を用いて、物体と物体どうしの関係を認識し、次にそれらをまとめて光景の意味を知ることができるからである。要するに、知覚の仕事とは、外の世界についての有効な内部モデル（表象）を作ることである。そしてこの表象は、私たちの心の視覚的基盤となり、外界にある物体やその因果関係について推論し、この知識にもとづいてどの行為をするかを決めることが可能になる。

光景を中心とした値を用いることは、光景のなかの個々の物体の大きさや距離、形の絶対的計測値を計算しなくとも、脳がきわめて詳細にこの表象を形作ることができるということを意味する。光景全体を絶対的な計測値でとらえるということは、網膜の上で光のパターンがたえず変化していることを考えれば、事実上計算不可能である。光景のなかの関係性だけを計算するほうがはるかに経済的で、しかも通常は、こういった計算は正確でなくともよい。小さなテレビ画面でも映画館の巨大なスクリーンでも、そのスケールの違いにかかわらず同じ光景を見ることができるのは、光景を中心としたこの準拠枠を用いているおかげである。

物体を見るとき、そのまわりにある光景は影響を与えずにはいない。私たちは、ある物体が別の物体よりも近いとか遠いとか、あるいは小さいとか大きいとか見ざるをえない。こうした物体の大きさの対比の体験は、日常的につねにある。たとえば、平均的な身長の人が、プロのバスケットボール選手の隣に立っているのを見れば、その人は実際よりも背がはるかに低いように見える。もちろん、光景をもっとよく見てさらに情報を得れば、二人の実際の大きさははっきりする。大きさの対比はもともと知覚的なものであり、光学的なトリックではない。それは、私たちの脳が物体の大きさについて立てる仮説によっている。たとえば、私たちの脳は、過去の体験から、建物は人間よりもつねに大きいということを「知っている」。『ガリヴァー旅行記』の映画版は、この性質を利用して、ガリヴァー役の俳優を小さなスケールや大きなスケールの背景のなかにおいて撮影している。私たちは、同じ人物だとわかっていても、場合に応じて彼を巨人とみなしたり、小人とみなしたりするのである。

しかしすでに述べたように、光景にもとづく相対的な値は、私たちが現実世界に働きかける際に必要なものとは対極にある。自分がつかもうと思っている物体が、隣にある物体よりも大きいとか近くにあるということを知るだけでは十分ではない。どのように手を伸ばすかをプログラムし手の開き幅を調節するためには、脳は、手を基準に物体の大きさや距離を計算する必要がある。つまり、自己中心的な準拠枠内で設定された計測値を用いる必要があるのだ。大きさや距離の錯覚は知覚の正常な働きの一部だが、これが自分の動きの視覚的制御に入り込んでくるとすれば、厄介で困ったことになるだろう。

もし実際に、知覚システムと行為システムが用いる準拠枠に違いがあるのなら、これを実験的に証明することができるはずである。ヴァーチャル・リアリティの技術は、観察者にきわめて巧妙に刺激を提示することを可能にし、この種の実験が現実に行なえるようになった（図6・3を参照）。観察者にはさまざまな大きさの人工「物」を提示することができるが、その際に、実験結果の解釈

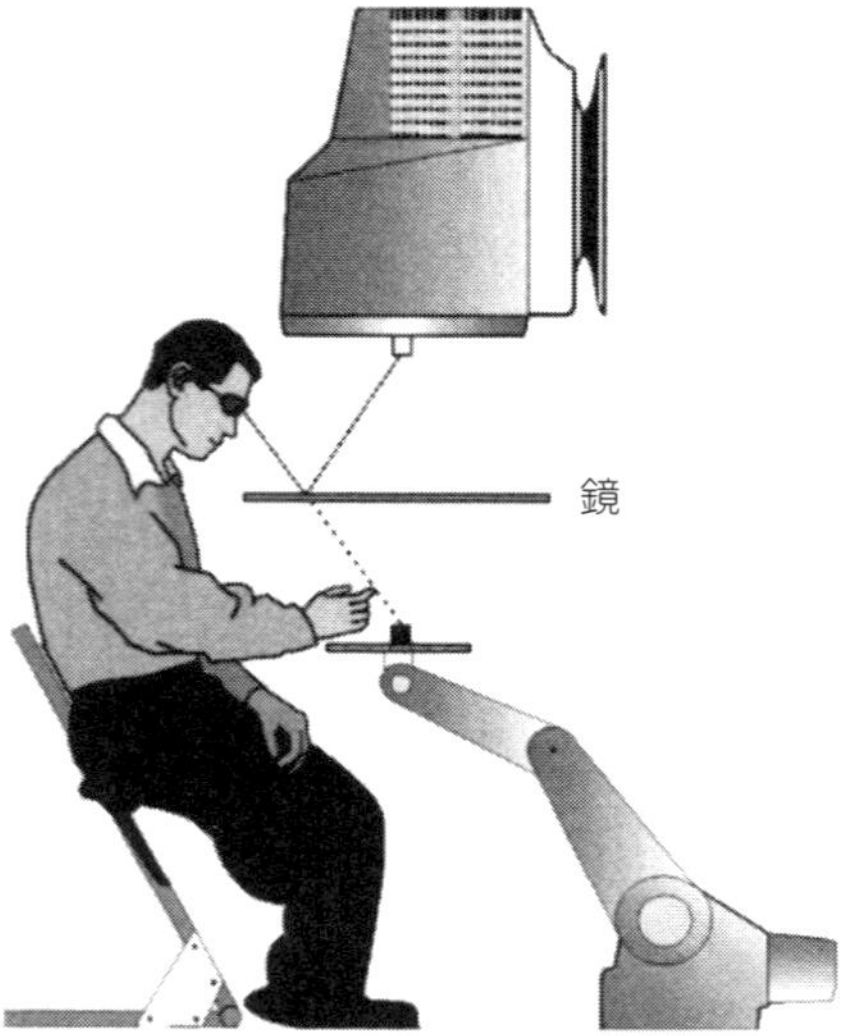

図 6・3
ヴァーチャルな仕事台。観察者は，立体映像が見える特殊なメガネをかけ，鏡に映るコンピュータ画面上の映像を観察する。画面に映し出された物体は，観察者には鏡の下にあるように見える。このヴァーチャルな物体をつかもうと手を伸ばすと，手は見かけとまったく同じ位置にある実際の物体に触ることになる。実際の物体の位置を制御するコンピュータとロボットアームを連動させることによって，ヴァーチャルな物体を新たな位置におくたびに，それに応じて実際の物体の位置も動くようになっている。Hu, Y. & Goodale, M.A.（2000）Grasping after a delay shifts size-scaling from absolute to relative metrics. *Journal of Cognitive Neuroscience, 12*, 856-868, Figure 2より。

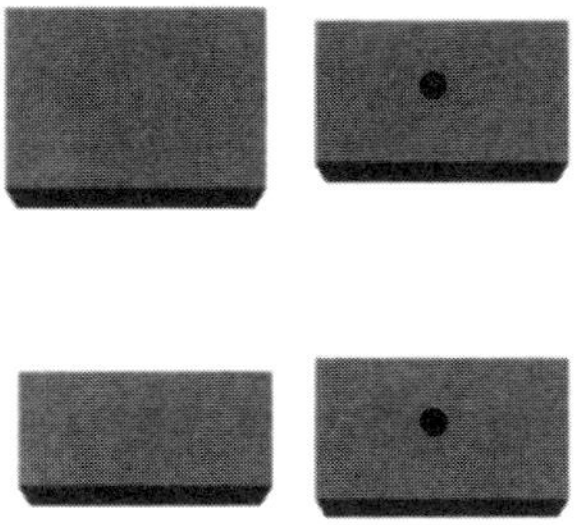

図6・4
ドットのついたほうのブロックを見るとき，大きなブロックが隣にあるときのほうが，小さなブロックが隣にあるときよりもわずかに小さく見える。しかし，この標的ブロックに手を伸ばしてつかもうとすると，手の開き幅は，隣にあるブロックの大きさとは関係なく，標的ブロックの実際の大きさに合う。つまり，知覚は大きさの対比効果の影響を受けるが，行為の視覚的制御は影響を受けないのだ。

をあいまいにする熟知度の要因が入り込まないように、その物体を見慣れないものにすることができる。さらに、ヴァーチャルな物体の提示時間を正確に制御することも簡単にできる。

この技術を用いて、私たちは学生の被験者に一連の標的ブロックのヴァーチャルな立体映像を提示した。各標的ブロックは、それよりも幅が10％広いか狭いかどちらかのブロックと対にして提示された。ブロックは５００ミリ秒以上見えていることはなかった。標的ブロックには赤いドットがついていた。脳損傷患者で行なった実験と同様、それぞれの学生には、標的ブロックに手を伸ばして、親指と人差し指を用いてそれをつかむ課題か、そのブロックの大きさを親指と人差し指を開いて示す課題か、どちらか一方をしてもらった。自然につかむという動作が行なえるように、ヴァーチャルな標的ブロックと同じ位置に実際の（ただし見えない）ブロックがおいてあった。

標的ブロックとそれとは別の大きさのブロックを並べて提示したのは、「大きさの対比効果」を生じさせるためだった（図６・４を参照）。大きなブロックや小さなブロックが隣にあることで、標的ブロックの大きさの知覚が影響を受けると予想されたからである。実験をしてみると、その通りになった。被験者の学生は、標的ブロックを大きなブロックと並べて提示したほうが、小さなブロックと並べて提示した場合よりも、一貫して小さいと判断した。ところが、手を伸ばして標的ブロックをつかむときには、隣にあるブロックの大きさに関係なく、同じように手を開いた。つまり、標的ブロックに対する手の開き幅は、知覚判断で顕著だった大きさの対比効果の影響をまったく受けなかったのである。

この結果から多くのことがわかる。光景にもとづく大きさの符号化は私たちの知覚体験の普遍的な特徴だが、それは、つかむという行為の誘導に用いられる大きさの視覚的符号化とはまったく関係がない。確かに、視覚運動システムが、相対的な大きさではなく実際の大きさに対して働くというのは理にかなっている。視覚運動システムが大きさの対比効果の影響を受けないのは、当然と言えば当然である。しかしこの例は、行為が意識的な視覚体験とはまったく異なる視覚情報によって制御されていることを明確に示している。

ところが、物体の観察と運動の開始の間に遅延をはさむと、手の開き幅の調節は大きさの対比の影響を受けるようになる。被験者が、標的ブロックをつかむのに5秒待たなくてはならないとき、手の開き幅は、隣のブロックの影響を受けた。知覚的判断の場合と同様、標的ブロックは同じでも、小さなブロックと並べて提示したときのほうが、大きなブロックと並べて提示したときよりも、手を大きく開いたのである。遅延すると、大きさの対比効果が手の開き幅に影響するという結果は、私たちの予想した通りだった。背側経路の視覚運動システムはリアルタイムでしか働かないので、遅延を入れるとそれが使えなくなる。したがって、遅延が入ると、手の開き幅の調節は、腹側経路での知覚的処理で生じた記憶に頼らなければならず、知覚の場合と同じ大きさの対比効果の影響を受けるようになるのだ。

これらの大きさの対比の実験結果は、視覚形態失認患者と視覚運動失調患者が示した、一定の遅延時間をおいてパントマイムで物体をつかむという実験結果と符合する。DFは遅延課題がまったくできなかったが、アンヌとイレーヌは遅延後のほうがうまくできた。DFは（損傷がほとんどない背側経路を用いることで）即時の課題はよくできるのに対し、アンヌとイレーヌは（損傷がほとんどない腹側経路を用いて）遅延課題のほうがよくできる。

錯視

このような大きさの対比は日常でもよく起こる（特殊なやり方で、あるいは人為的に物体を配置しなくても、こうした現象は身の回りにある）。しかし、ほかにも眼をあざむく多くのやり方がある。それらが生じさせる知覚的錯覚は、一般に最適な条件を選ぶ必要はあるが、効果が大きいものが多い。大学の知覚心理学の授業では、これらの錯覚をかならず体験させられる。私たちは、眼がいかにだまされやすいかを知って驚く。種明かしをされても、大きさや向き、運動、距離は、そうではないとわかってはいるのに、実際とは違って見え続ける。イギリスの心理学者、リチャード・グレゴリーは長年、錯視はたんにおもしろいというだけでなく、外界に関する表象を脳がどのように形作るかについて重要なヒントを与えてくれると主張してきたが、多くの視覚科学者はこの主張に同意するだろう。

錯視図形のなかで代表的な種類の錯視は、いわゆる絵画的手がかりによるものである。これは、画家が現実の三次元世界を二次元のキャンヴァス上に写実的に描こうとするときに用いる手がかりのことである（ボックス６・１を参照）。画家は、遠近法や相対的大きさといった手がかりを操作することによって、脳が眼の前に広がる視覚的光景を分析する通常のやり方を利用して、奥行きと大きさの強い錯覚を生み出すことができる。そのような手がかりは、知覚システムが外界の表象を形作る際に用いるもっとも重要な情報源のひとつである。次にあげる例は、これをよく示している。図６・５の上に示された二つの配列の中心の円（主円）は、実際には大きさは同じである。しかし、（小さな円に囲まれた）左側の主円のほうが、（大きな円に囲まれた）右側の主円よりも大きいように見える。図６・５の下に示したように、大きな円に囲まれた主円を実際に大きくして、二つの主円の大きさが同じに見えるようにすることもできる。しかし今度は、二つの主円は見かけの大きさは同じになっても、実際の大きさは異なってしまう。

この錯視は、最初にドイツの心理学者、ヘルマン・エビングハウスによって十九世紀後半に報告された。その後、この錯視については、多くの説明が提案されてきた。そのなかでもっとも広く受け入れられている説明はこうである。脳は、小さな円の配列を、大きな円の配列よりも遠くにあると無意識のうちに「仮定」してしまう。この章の後半で詳述する用語を用いると、知覚システムは、視覚的配列全体に対して「大きさの恒常性」を維持しようとする。それぞれの配列のなかに、周囲の多数の円とは大きさの異なる主円がひとつ含まれているときも、そうし続ける。その結果、小さな円に囲まれた主円は、大きな円に囲まれた主円よりも遠くにあると知覚される。二つの主円は網膜では同じ大きさなので、知覚システムは、奥行き的に遠くにある主円のほうが大きいはずだと

ボックス 6・1 奥行きと大きさの絵画的手がかり

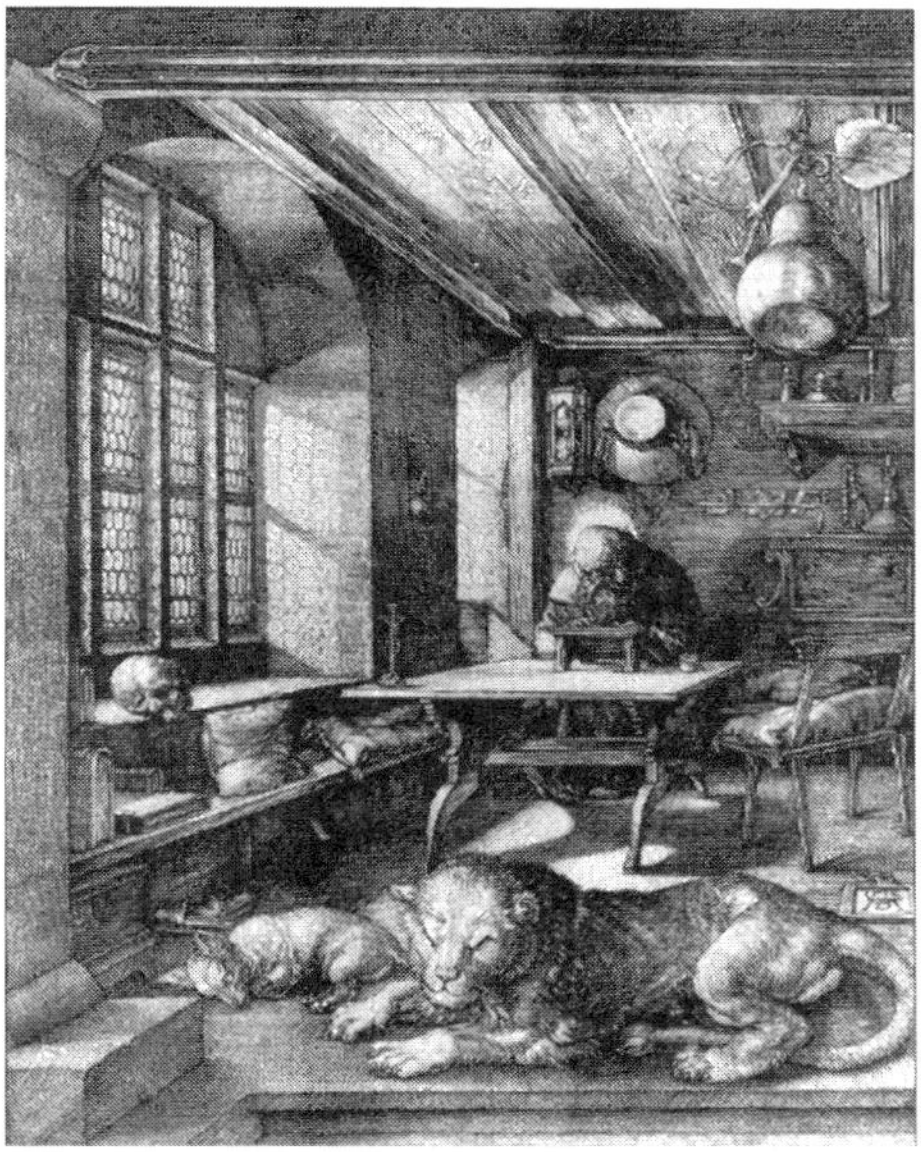

画家たちは，何世紀にもわたって，外界を理解するために知覚システムが日常的に用いている手がかりを利用してきた。たとえば，現実世界では，光景のなかでほかの物体を隠している物体は，隠されている物体よりも手前にある。図に示したのはアルブレヒト・デューラー（1471-1528）の有名な版画だが，この絵では，テーブルが聖ヒエロニムスの身体の一部を隠しており，手前にあるように見える。一般に，より遠くにある物体は，近くにある物体よりも視野のなかで高い位置にある。そのため，この絵の下のほうで寝そべっているライオンは，近くにいるように知覚される。ライオンや人間の実際の大きさに関する私たちの知識も，この版画に描かれた光景の相対的位置に関する強力な手がかりを与える。さらに，こうした見慣れた物体に関する知識は，そのそばにある見慣れない物体の大きさに関しても情報を与える。もちろん，幾何学的遠近法も，とりわけ強力で頻繁に用いられる距離手がかりであり，デューラーの版画でも効果的に利用されている。絵画において奥行きと大きさを表現するために画家が用いるトリックがこれだけ強力なのは，それらが，現実の世界を知覚するために私たちがつねに用いているプロセスを反映したものだからである。

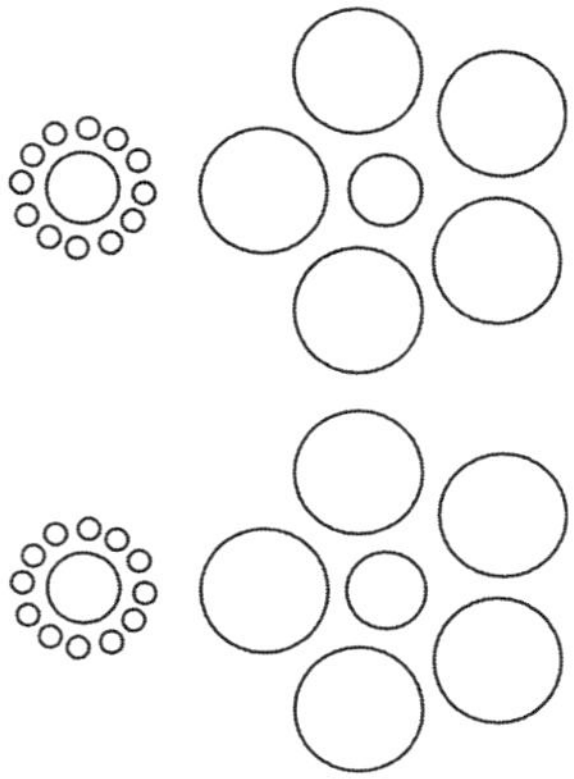

図 6・5
エビングハウス錯視では，上の図の２つの配列の中央にある主円は，大きさが違って見えるが，実際には同じ大きさである。下の図の２つの主円は同じ大きさに見えるが，実際は違う大きさである。（これを自分で確かめるには，２つの主円だけが見えるように紙に2つの穴を開け，２つの配列の上におくとよい。）

「推論」してしまうのだ。

視覚的配列内の物体どうしの関係が決定的な役割をはたすこのようなメカニズムは、明らかに、知覚の働きの中核にある。事実、知覚システムは、光景のなかのさまざまな要素どうしを比較せずにはいられないようだ。その結果、知覚システムは、エビングハウスやほかの研究者が考案したような図形を見ると、錯覚する。いま見ているのが錯視図形だということがわかっても、そう見えないようにすることはできない。私たちの信念は、知覚に支配されている。これらのゆがみは、外界を知覚する際に問題となることはまずない。光景にもとづいたシステムはきわめて有用であって、それが錯覚を引き起こしたとしても、錯覚そのものは小さな問題でしかない。もちろん、外界に働きかけようとすると、こういうゆがみが問題になるだろう。たとえば、視野内にある物体どうしがたまたま隣接していて大きさや距離の錯覚を生じさせ、知覚だけでなく視覚運動制御もだまされるといった事態を思い浮かべてもらうとよい。しかしすでに見たように、視覚運動システムは、知覚

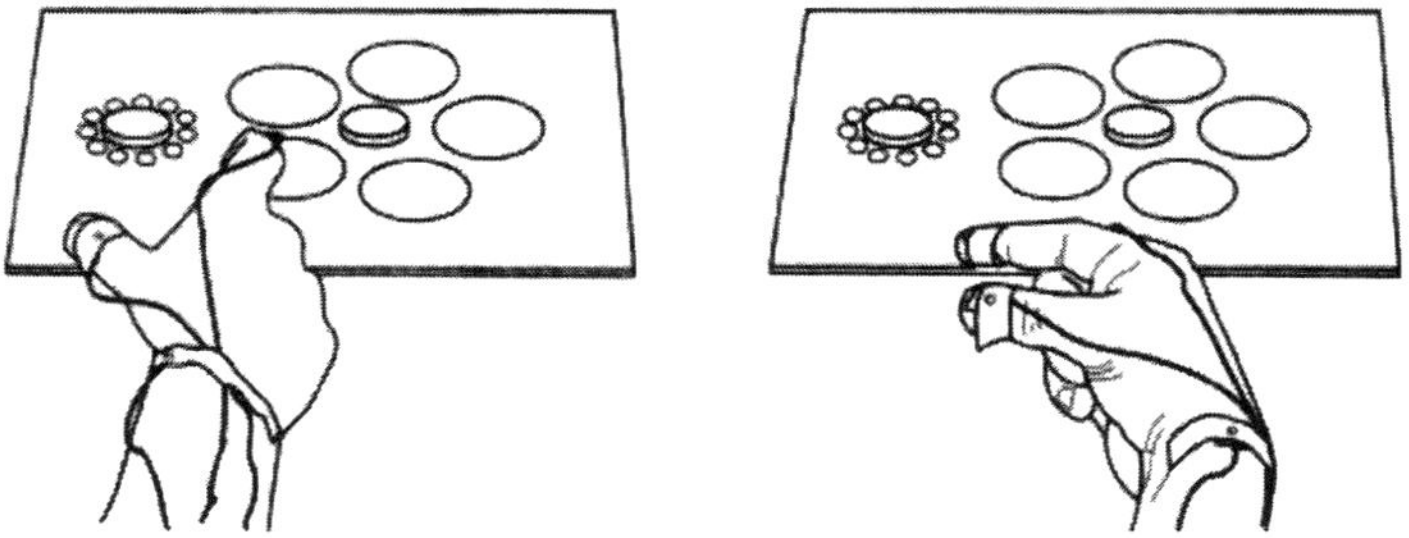

図 6・6
エビングハウス錯視図形の立体版。この実験では，被験者は，2つの円盤の一方に手を伸ばして，これをつかむ課題（図の左）と，親指と人差し指を開くことで物体の大きさを示す課題（図の右）を行なった。ある試行では，2つの円盤は物理的に同じ大きさであり（大きさは違って見えた），また別の試行では，知覚的に同じ大きさに見えた（物理的には大きさが違っていた）。Haffenden, A. & Goodale, M.A.（1998）The effect of pictorial illusion on prehension and perception. *Journal of Cognitive Neuroscience, 10*（1), 122-136, Figure 3より。

からほぼ独立している。そのシステムのやり方は、ものをつかむという目標に向けた動きを誘導する際に、光景のなかの多くの情報を無視して、その動きに不可欠な視覚情報のみを取り出すことであるように見える。この考えをテストするため、私たちはサルヴァトーレ・アリオーティと共同で、エビングハウス図形の立体版を考案した。標的となる主円にポーカーで使用するチップのようなプラスチックの円盤を用い、典型的なエビングハウス図形を背景にしてそれらの円盤を提示したのである。図6・6は、その様子を示している。

こうすることによって、円盤の知覚された大きさを調べると同時に、円盤をつかむ際の手の開き幅が錯視の影響を受けるかどうかも検討できる。その結果、被験者は一貫して——一方の円盤の知覚された大きさに合うように、親指と人差し指を広げる課題でも——知覚的錯覚を示したものの、円盤に手を伸ばしてつかみ上げるときには、手の開き幅は錯視の影響を受けず、円盤の実際の大きさに一致していた（図6・7を参照）。数年前私たちが初めてこの実験を行なって以来、別の種類の錯視を用いた実験もいくつか行なわれ、視覚誘導性の行為への錯視の影響が検討されてきた（図6・8を参照）。ほぼすべての実験で、錯視は、知覚には強い効果を持つが、手の開き幅や手伸ばしの軌道にはほとんど、あるいはまったく影響をおよぼさないという結果が出ている。

　これまでに見出された例外も興味深い。たとえば、ミュラー・リヤー錯視図形の矢羽の一方の端に向けて指さし運動を行なう場合、錯視図形を観察し終えてから運動を開始するまでに遅延をはさむと、突如として錯視が運動に劇的な影響をおよぼす。しかしもちろん、この結果は、この章の初めのほうの議論にもとづけば予想されることである。視覚運動システムはリアルタイムで機能するので、遅延が入ると、知覚が影響を与えるようになる。そして知覚が錯視の影響を受けるなら、遅延条件での運動もその影響を受けるのだ。

　場合によっては、錯視が視覚運動制御に影響を与えることもある。これは、視覚処理の初期段階

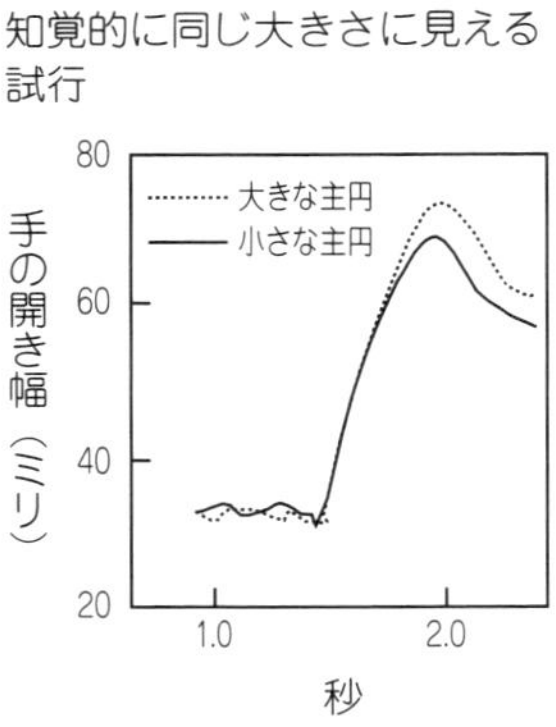

図 6･7
被験者が大きさの異なる２つの円盤に手を伸ばしてつかむときの，親指と人差し指の距離（手の開き幅）の変化の典型例。被験者には，２つの円盤が同じ大きさに見えているが，視覚運動システムはこの錯視には影響されない。つまり，物体の実際の大きさに合うように手の開き幅を調節している。Aglioti, S., DeSouza, J., & Goodale, M.A. (1995) Size-contrast illusions deceive the eyes but not the hand. *Current Biology, 5* (6), 679-685, Figure 4より。

——視覚システムが二つの皮質経路に分かれる前の段階——で錯視が生じるためである。リチャード・ダイドとの共同研究で、私たちは二種類の傾きの錯視を用いた（図6・9を参照）。図の下に示したパターンでは、中央の縞を見本にして、手に持ったカードを見本から離れたところで同じ向きにする見本合わせ課題と、中央の縞を通すようにカードを「投函する」ポスト入れ課題を行なっ

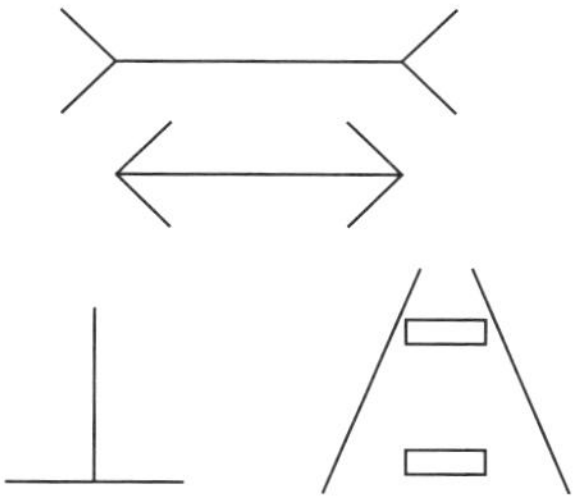

図 6･8
視覚運動システムにほとんど影響しないことがわかっているほかの3種類の幾何学的錯視。一番上は有名なミューラー・リヤー錯視。矢羽に挟まれた2本の線分の長さが違って見える。左下の垂直水平錯視では，垂直線分が水平線分よりも長く見える。ポンゾ錯視（線路の錯視）では，上にあるバーのほうが下のバーよりも長く見える。これらの錯視では，対になった線分やバーは，実際には同じ長さである。これらの線分を立体の棒やバーにおきかえ，被験者に両端をつかんで持ち上げるように求めると，錯覚は依然として存在するものの，空中での手の開き幅はほとんど影響を受けない。

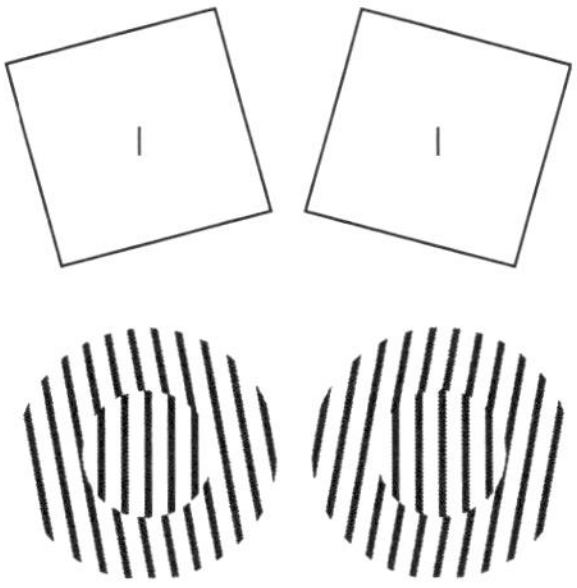

図 6･9
「ロッド・フレーム錯視」（上の図）と「傾き錯視」（下の図）。どちらの錯視でも，中央の線分《ロッド》や縞が，傾いた枠《フレーム》（上の図）や背景の縞（下の図）によって，それとは逆の方向に傾いて見える。しかし，錯視が生じる理由はそれぞれで異なる。ロッド・フレーム錯視は，すでに述べた絵画的錯視と同じような知覚的メカニズムによって生じ，知覚には影響するが，行為には影響しない。一方，傾き錯視は，おそらく一次視覚皮質内の局所的な効果であり，両方の視覚経路に伝わる。その結果，この錯視は知覚にも行為にも影響する。

たところ、二つの課題において同程度の錯視の影響が見られた。しかし、大きな枠のなかにおかれた線分や縞（図6・9の上の図を参照）については、見本合わせ課題では同程度の強い錯視が見られたが、中央の線分をつかむ、あるいはそれに投函する課題では錯視の影響はまったく見られなかった。これらの結果は、二つの錯視がどのように作用するかに関して一般に受け入れられている見解とよく対応している。前者の錯視は、一次視覚皮質で生じると考えられる。そのため、その錯視は脳の二つの視覚経路に伝えられる。一方、後者の錯視は文脈すなわち光景に依存する錯視であり、腹側経路内で生じている。

背側経路はどのようにして大きさや距離を計算するか？

視覚運動システムが、目標物の大きさや距離を計算するために絵画的手がかりを用いていないとすれば、ほかのどのような情報を用いているのだろうか？　利用している手がかりがどんなものであれ、それは信頼でき、正確で、錯覚の影響も受けない必要がある。つまり、目標物がおかれている視覚的文脈から独立している必要がある。物体までの距離（そしてその大きさ）を計算するひとつの方法は、眼が二つあるという事実を利用する。左右の眼には外界が少しだけ違って映り（この視差によって両眼立体視が可能になる）、脳は両眼の輻輳の程度（左右の眼の向きのわずかな違い）に関する情報を持っているため、見ている物体までの実際の距離を計算できる。さらに、物体の像は網膜上で特定の大きさを持っているため、脳は、この距離情報を利用し、単純な三角法を有効に使って、物体の実際の大きさを計算できる。この種の計算は、信頼性がきわめて高く、特定の光景のなかの詳細に左右されずに、実際の大きさや距離についての正確な情報を与える。

もちろん、3D映画や「立体メガネ」などで、私たちには奥行きの両眼性手がかりの効果はおなじみである。しかし、こうした人工的なしかけは強い（誇張もされた）奥行きの知覚を生じさせはするが、光景を単眼で見る場合も、絵画的手がかりがあり、知覚にとって強力な手がかりになる。たとえば、ルネサンスの巨匠と呼ばれる画家たちによって描かれた絵を見るとき、私たちは絵が平面に描かれているとわかっていて、両眼性の情報もその絵が平面だということを教えていても、絵のなかで強調されている遠近法の絵画的手がかりに強く影響されてしまう（ボックス6・1を参照）。まったく同じことが、テレビや映画にも言える。その映像には、両眼性の奥行き情報は含まれてい

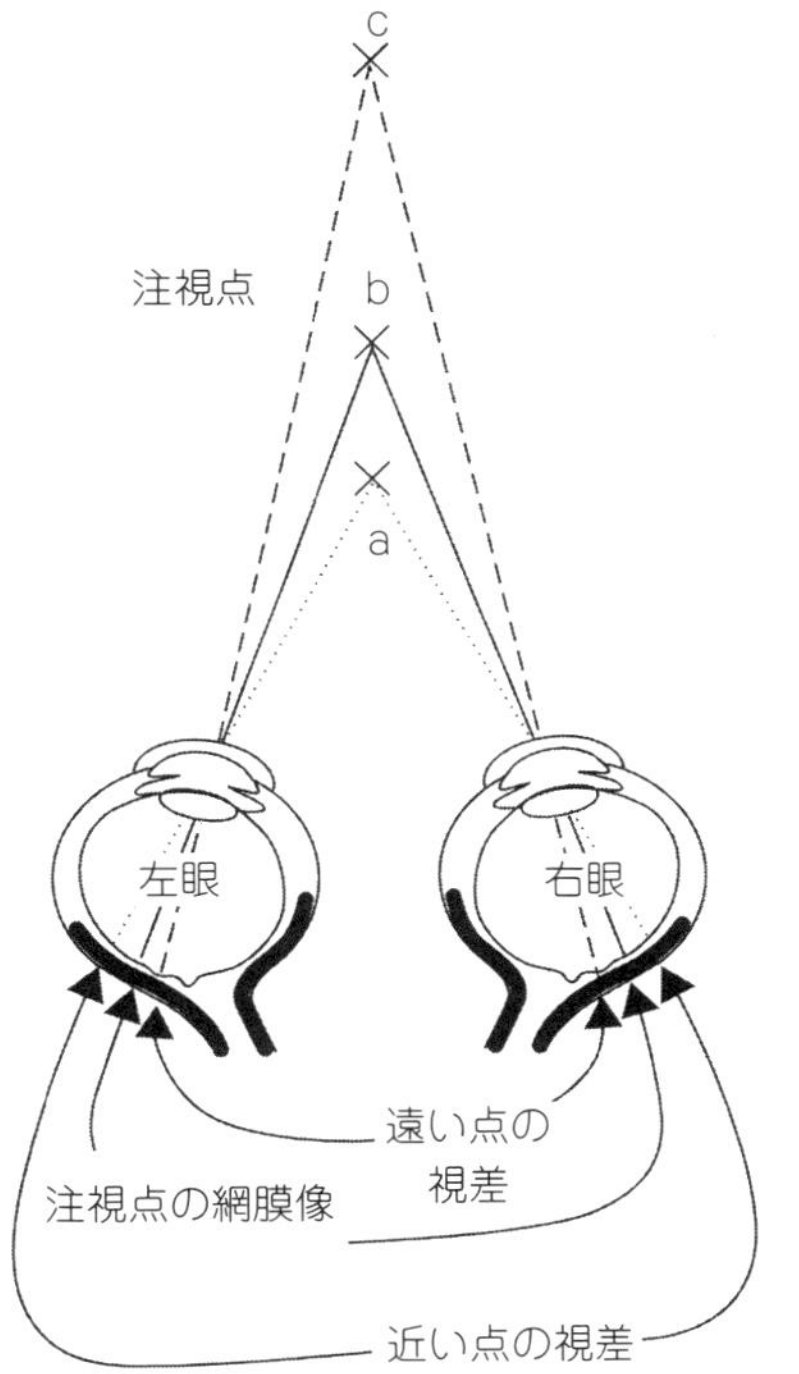

図 6·10
まん中の距離にある物体（b）を注視すると，その像は両眼の網膜上の対応点に落ちる。だが，その物体よりも近く（a）あるいは遠く（c）にある物体の像は，対応しない点に落ちる。このズレをもとに，脳は注視したところを基準にしてその物体が観察者からどれほどの距離にあるかを計算できる。このような強力な奥行き手がかりは，両眼視差と呼ばれている。さらに，注視した物体への両眼の輻輳の程度によって，観察者からの絶対距離がわかる。これら2種類の両眼性の奥行き手がかり（両眼視差と輻輳）とさまざまな絵画的手がかりとによって，奥行き知覚が完璧になる。

ない。（絵画の場合と同じように、両眼性の奥行き情報は画面が平面だということを教えていても、私たちはそれを無視するのである。）現実世界を見るときも、両眼性の情報は、奥行きの知覚にわずかにしか寄与していない。これを実感したければ、片眼だけで見るとよい。得られる知覚表象は豊かさが多少減るかもしれないが、外界は依然として際立った三次元空間として見える。

　両眼視が実際に本領を発揮するのは、私たちが外界に――とりわけ、手の届く範囲内にあるものに対して――働きかけなければならないときである。片眼を閉じて、針に糸を通してみよう！単眼視条件下で手伸ばしやつかむといった動きをテストするとわかるのは、通常の両眼視条件に比べると、同じ動きをしても、動きに要する時間がずっと長くなり、しかもためらいがちになって、正確でなくなる、ということである。私たちが物体までの距離を正確に見積もって、実際の大きさに合わせてつかむという動作ができるのは、（両眼視差もしくは目標物を見るときの両眼がなす輻輳角によってもたらされる）両眼性の情報のおかげなのだ。

　したがって、視覚運動システムがエビングハウス錯視のような図形の錯視の影響を受けないのは、両眼視のおかげかもしれない。視覚運動システムは、錯視図形で利用されている絵画的手がかりを用いないし、その影響も受けない。しかし、もし視覚運動システムが両眼性の手がかりに大きく依存しているとするなら、片眼を閉じたときにはどのようにして物体までの距離を知るのだろうか？このほかに、視覚運動システムが用いることができる（そして実際にも用いている）手がかり――自分が動くときに網膜に映る外界の像も動くといった手がかり――もある。実際、事故や病気で片眼を失ってしまった人は、ものをつかむ際には、両眼性の情報を補なうために頻繁に頭を動かす。しかしほかに手がかりがなければ、絵画的手がかりを用いることもできる。片眼を閉じて、頭を動かないようにしても、物体をつかみ上げることはできる。しかし、通常のようにはうまくできないはずである。この場合には、知覚システムが提供する絵画的手がかりにほぼ全面的に頼らなければならない。こう考えると、なぜ片眼ではあまりよくできないのかがわかる。絵画的手がかりは、視覚運動システムが必要とする正確な計測値を提供しないのだ。興味深いことに、健常者に単眼視条件下でエビングハウス錯視図形を視覚性運動でつかませると、そのときの手の開き幅は、この錯視の影響を受けるようになる。

もちろん、ＤＦは視覚形態失認であったため、ほとんどの絵画的手がかりを用いることができない。彼女の視覚運動システムは、奥行き情報として通常は好まれる情報源――両眼視――にほぼ全面的に頼らなければならない。両眼視を抜きには、彼女の視覚運動システムは成り立たない。たとえば、片眼を閉じてものをつかむ場合には、手の開き幅は驚くほど不正確になった。実際、一定の大きさの物体では、それが自分から近くにあるほど、指を大きく広げるようになった。両眼性の手がかりの助けがないと、彼女は、視覚健常者が行なうようには実際の物体の大きさを計算できなかった。というのも、彼女はその物体までの距離を補正することができなかったからである。両眼性の情報がないと、眼に映る特定の像が、遠くにある大きな物体なのか、近くにある小さな物体なのかがわからなかった。

では、背側経路は両眼視からどのような情報を取り出すのだろうか？　可能性があるのは、両眼立体視である。ＤＦの脳は、左右の眼に映る像のわずかな違いを比較することで、距離を直接計算しているのかもしれない。しかし、もうひとつ、物体をたんに注視し、左右の眼がその物体に対してどの程度輻輳しているのかをなんらかの方法で知っているという可能性もある。実際、その後、彼女が輻輳を用いているということが明らかになった。マーク・モン＝ウィリアムズとロブ・マッキントッシュとの共同実験で、私たちは、ＤＦにさまざまな距離におかれた標的を指さしてもらうと、両眼視条件下での手伸ばしが、標的を観察するときの両眼の輻輳の程度に決定的に依存していることを見出した。この実験では、私たちは、ＤＦの一方の眼の前にくさび形（三角）プリズムをおき、左右の眼の輻輳の程度を人為的に変化させた。彼女は、手伸ばしの程度を大きく誤ったが、この誤りは、プリズムの形からほぼ完全に説明できるものであった。つまり、彼女の脳は、両眼の輻輳の程度を知ることによって、どれぐらいの距離に手を伸ばせばよいかを計算していたのに違いない。視覚健常者もこのようなプリズムによって影響を受けるが、その影響はＤＦが示したほど大きくはない。もちろん、視覚健常者は、線遠近法といった絵画的手がかり――絵画に見かけの奥行き感をもたらすのと同じ手がかり――を用いることができる。しかし、これらの手がかりは形の知覚に依存するので、ＤＦには用いることができない。

腹側経路はどのようにして視覚世界を作り上げるか？

この章の冒頭では、知覚システムが光景にもとづく符号化と相対的な値を用いて、現実世界の豊かで詳細な表象を形作っている、ということを述べた。そうした表象を持つ究極の理由は、それらにもとづいて、過去・現在・未来の視覚世界について考え、自分の行為をプランニングすることにある。そうした一般化された機能をはたすためには、外界の物体についての情報の記憶は、その物体を観察したときの特定の視点に依存しないような形式でなければならない。つまり、知覚システムは、物体の不変な側面を取り出す必要があるのだ。それによって、この不変な側面が、外界に見える物体のいわばシンボルとして機能する。知覚システムは、網膜に映った物体の個々の見えの詳細から自由でなければならない。網膜に映ったドアの像が、見る視点によって、長方形になったり台形になったりするということから逃れる必要があるのだ。瞬間ごとの見えは、物体をつかむときには重要かもしれないが、その物体がなにかを知りたいときには邪魔になる。知覚されるのはドアなのである。

逆説的だが、原始芸術や幼い子どもが描く絵は、私たちの知覚表象の高次の抽象的性質を反映している。ある意味で、子どもは「見える」ものではなく、「知っている」ものを表現している。子どもは、さまざまなもの（人間、車、家など）からなる光景を描くとき、すべてのものを全体が見えるように描く（カラー図版6の上の図を参照）。手前にあるもので部分が隠れているように描かれることはないし、大きさが距離に応じて変化することもない。さらに、見る者の視点を考慮して、遠近法を用いることもない。画家が光景を「忠実に」表現できるようになるためには、何年にもわたる練習とある程度の心的努力が必要だ。画家は、光景がどう眼に映るかという透視図法的投影を推測しなければならない。これは、直接的な知覚体験ではない。たとえば、ドアのところに行き、半開きのドアや閉じたドアを見るとしよう。そのとき私たちは、半開きのときには幅の狭い台形だとか、閉じているときには幅広の長方形だとかいったことには気づかない。そのため、半開きのドアや閉じたドアを描くためには、ちょうど「逆算」するように、どんな瞬間的スナップショットがその知覚を作り上げるのかを再構成しなければならない。つまり、眼に映ったままの光景をキャンヴァスの上に描かなければならない。

このように、知覚は、網膜上に投影される像の形が異なっても同じ形であると解釈する傾向を持つ。この特性は形の恒常性と呼ばれる。これは、特定の観察条件にあまり左右されずにものを認識することを可能にする、知覚の恒常性のうちのひとつである。ほかには、色や明るさや大きさの恒常性がある。たとえば、青いシャツは、蛍光灯で照明された室内でも、明るい太陽光で照らされた屋外でも、青く見えるし（二つの条件下では、網膜に達する光の波長はまったく異なっている）、晴れた日に屋外で見る黒いシャツは、室内で見る白いシャツよりも実際には多くの量の光を反射していても、黒く見える。また、砂浜におかれた同じ大きさの二つのボールは、すぐ近くのボールも、三十メートル離れたところにあるボールも、網膜上に占める面積は何倍も違うのに、同じ大きさとして知覚される。こうした恒常現象すべてがうまく働くことによって、複雑な光景のなかの多くの物体が解釈できるようになる。さらに、それぞれの物体がほかの物体に対して文脈の一部を与えるという、連続的な「相互促進《ブートストラッピング》」のプロセスもある。

知覚と知識の境界は、はっきりとは線を引けない。知覚が知識を形成するだけでなく、知識もつねに知覚を形成している。私たちはみな、知覚学習を体験してきている。顕微鏡の見方であれ、野鳥観察や軍事偵察であれ、初心者の見方は、熟達者の見方とはかなり違う。知覚体験を形作る上での知識のこうした使用（第1章でトップダウン処理と呼んだもの）は、たとえば手書き文字を認識するよう設計された多くの自動認識システムで用いられている原理でもある。実は、知覚体験として「見る」ものは、すでに知っていることによってその大部分が決定されている。

知識が知覚に影響することから、理論家のなかには、私たちが体験しているのは（現実世界ではなく）ヴァーチャルな世界の表象だと主張する人もいる。彼らが言いたいのは、外界に関する知識が、視覚入力だけでなく記憶にもとづいていて、豊富で複雑な体験を作り上げるのを助けている、ということである。記憶や期待のこうした影響は、ほとんど同じ二枚の絵を見て違いを見つけるという、子どもにおなじみのゲームにも見られる。たとえばロン・レンジンクやケヴィン・オリガンらは、このゲームを新たな研究にとり入れている。彼らは、現代のコンピュータ・グラフィックス技術を用いて、日常的光景の写真に加工を施し、あるひとつの特徴以外はまったく同一の写真のペアを作った。このペアの写真をコンピュータ画面上に交互に提示すると、ほとんどの人は、写真を何度も見比べないと、違いを見つけられない。実際、違いを教えてもらうまで、その違いに気づかない人もいるぐらいだ。カラー図版5と6の子どもたちの写真を見てみよう。二枚の写真の違いは、一度わかってしまうと明白だが、最初見たときには、どこが違うのかわからないだろう。実際、違いを見つけるには、一か所ずつ比べるという方略に頼らなければならない。それも、違いを探すように言われなければ、おそらくそれに気づくことはない。二枚の写真は同じ意味を伝えており、その意味にとって、違いは本質的なものではない。物理的にはかなり大きな違いでも、それが光景の意味にとって重要でなければ、気づくことはない。一方、カラー図版5と6に示された若い女性の写真では、違いがすぐわかる。違いは小さいが、それは顔の知覚表象全体を変えてしまう。光景にはほかの多くの要素も含まれているが、顔は一般に人の注意を引きつける。

映画の製作も、どのように私たちの期待が、見えるものの大部分を決定しているかを示すよい例である。一連の連続した行為に見えるものの多くは、実際には、異なる時点で撮影された、いくつもの光景をつなぎ合わせたものである。光景が実際に撮影された順番は、スクリーン上で展開される光景の順番とはまったく違っていることが多い。映画の編集の仕事では、一貫した連続性が感じられるように光景をつなげてゆかねばならない（たとえば、はじめに俳優がひげを生やしていれば、最後までひげがないといけない）。とはいえ、幸いにして、これは完璧でなくてもよい。大きな誤りをおかしても、それに気づく観客はまずいない（その誤りが筋書きにとって重要でない場合には、とりわけそうだ）。たとえば、ある場面で壁に絵が掛かっていて、次にその場面が映ったときにそれがなくなっていても、ほとんどの観客はそのことに気づかない。

したがって、知覚は受動的なプロセスではない。私たちはたんに、ある瞬間に網膜上に映っているものすべてを体験するわけではない。知覚とは、入力情報とこれまでの視覚体験から構成され保持されている鋳型とのたんなる照合以上のことである。私たちの「見る」ものの多くは、そこにあるものについてのもっともありうる仮説にもとづいた内的創造物なのである。私たちは、自分のまわりにあるものを実際に直接見ることで初めて、これらの仮説が正しいかどうかを検証する。しかし主観的には、安定した完全な世界が、視野全体に広がっていて、豊かな細部と意味を持っているという印象がある。西部劇の映画では、ベニヤ板にペンキを塗っただけのセットと張りぼてのサボテンをおいておけば十分であるように（野外での撮影よりもはるかに安くすむ）、実際の生活でも、私たちは知らずに、ほとんどを代用の視覚体験で済ませているようである。そこに実際になにがあるかがはっきりわかるようになるのは、視野の一部に注意を集中するときだけである。

要約

知覚と行為とでは、視覚情報処理がまったく異なる。それらは時間の点でも異なっている。行為の場合にはきわめて短時間だが、知覚の場合には時間の制約はない。二つのシステムは、用いる値の点でも異なる。知覚は物体にもとづいた相対的なものだが、行為は観察者の視点に依存し、実際の計測値を用いる。知覚システムは知識にもとづいてトップダウン的に働くが、行為システムは、光学的配列をもとに、ボトムアップ的なやり方で自動的に働く。では、こうしたまったく異なる二つのシステムは、どのようにして調和しながら一緒に働くのだろうか？

第7章 知覚・行為・意識

ここまで、知覚の腹側経路と行為の背側経路が、霊長類の脳では二つの独立した視覚システムを構成しているという考えを詳しく述べてきた。とは言っても、二つのシステムは一緒に進化をとげ、行動の制御において互いに補い合う役割をはたしている。ある意味では、一方のシステムの限界は、もう一方のシステムが持つ長所でもある。腹側経路は、外界に関する豊富で詳細な表象を伝えるが、自己を基準にした光景の詳細な計測情報を捨てている。これに対して背側経路は、行為に必要な自己中心座標での物体の正確な計測値を伝えるが、その計算は一瞬のもので、たいていは選択された特定の目標物に限定されている。もちろん、この二つのシステムはうまく調和し合う必要がある。しかし、実際にうまく調和し合っているからといって、二つの間の区別が消え去るわけではない。私たちの共同研究者、イヴ・ロセッティの言い回しを借りよう。「夫婦でも、性格や習慣や考え方がまるで違ったりするけど、だからって、力を合わせて仲よく暮らせないわけじゃないさ。」

二つの経路の間に緊密な相互関係があることは、私たちの日常的な行動にも見てとれる。たとえば、街を歩いていると、長いこと会っていなかった親友がこちらに向かってくるのが見えたとしよう。彼が近くまできたら、手を差しのべて、彼の差し出した手を握り返すだろう。よくあるこういった体験は、日常の社会的行動において、二つの経路が違う役割を持つが、補い合うように機能するということを示している。親友だと認識し、差し出された手の持つ意味を理解できるのは、長期記憶と密接に関連した腹側経路のおかげである。一方、彼の手をうまく握れるのは、背側経路のなせる技である。専門化した視覚システムが二つ存在することは、（協調し合わなければならないことを考えると）非効率的で面倒のようにも見えるが、二つあることで、単一の「なんでもこなす」システムに勝る重要な利点を持つようになる。

考えを行為に移す

互いに異なる仕事をする二つのシステムの必要性を理解するには、ロボット工学を例にとるとよいかもしれない。実際、遠隔支援は、二つの視覚経路どうしの関係とよく似ている（図7・1を参照）。遠隔支援とは、火山の火口やほかの惑星のような、人間がいることのできない環境条件下で、離れたところからロボットを操作する方法である。遠隔支援では、操作者が、目標物（たとえば火星の表面にある興味深い岩）を見定めて「印《フラッグ》」をつけ、次に記号言語を用いて、岩を持ち上げる半自律型ロボットと交信する。

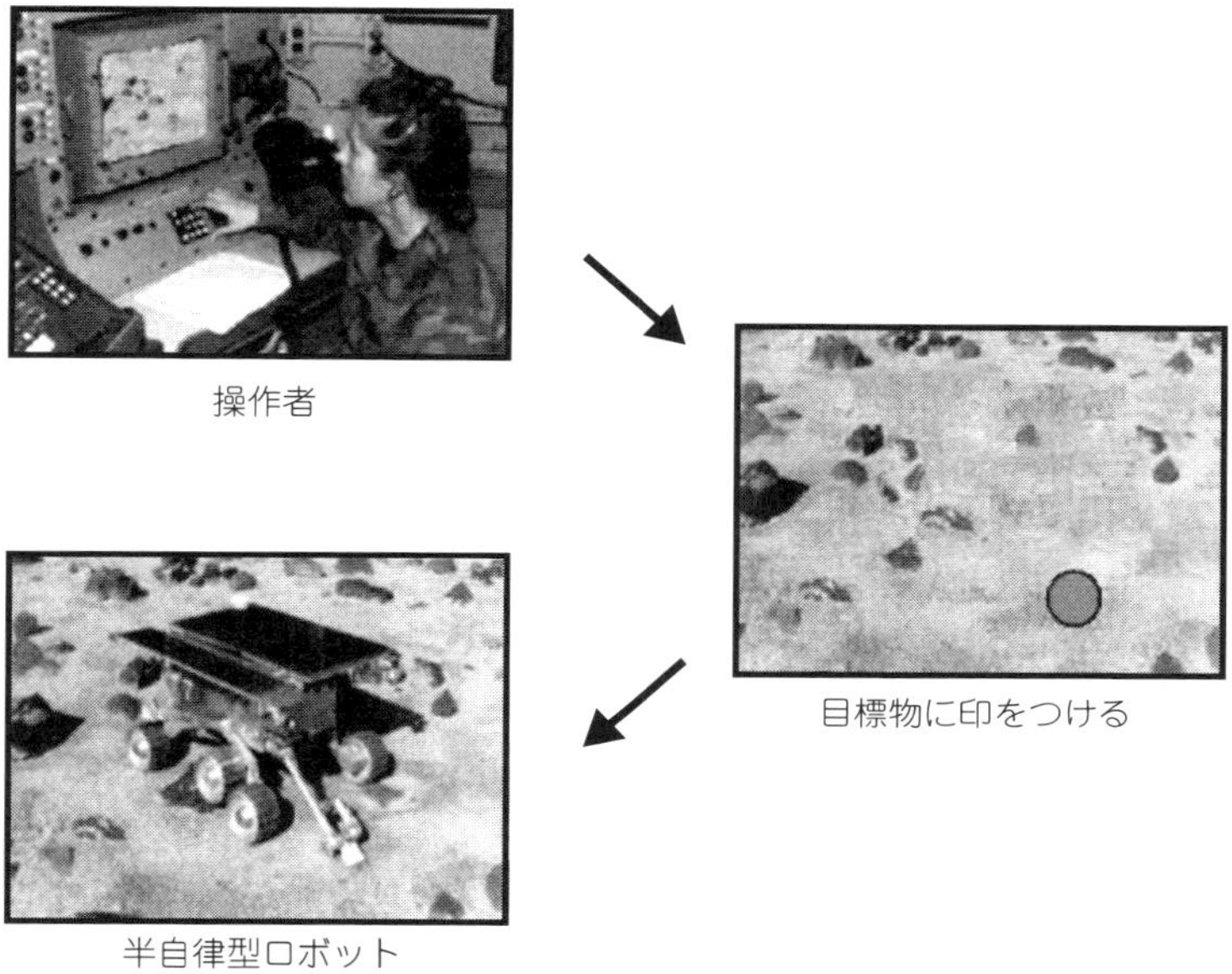

図 7･1
遠隔支援では，操作者はモニター画面に映し出された遠隔地の光景を見る。映像信号は，ロボットに搭載されたたカメラから送られてくる。操作者が光景のなかに関心のある物体を見つけると，その物体に印をつける。ロボットはその位置を見つけ，分析のためにその物体を回収する。操作者が物体の実際の距離や大きさを知る必要はほとんどない。というのは，ロボットは，搭載された光学的センサと距離計を用いて，自分でそれを知るからである。同様に，ロボットのほうも，回収する物体の重要性や意味を知る必要はない。視覚システムについての私たちのモデルでは，腹側経路が操作者のような役割をはたし，背側経路がロボットのような働きをする。

遠隔支援によって作動するロボットは、完全な自律型ロボットよりもずっと柔軟性に富んでいる。もちろん、柔軟性がそれほど重要ではない環境もある。自律型ロボットは、自動車の組み立て工程のような状況ではうまく機能する。この場合、ロボットがしなければならない作業はかなり限定されており、明確に特定されている。こうした作業は、実行される動作の詳細なフィードバック信号にもとづいて、きわめて複雑で正確なものにすることも可能である。しかし、自律型ロボットがきわめて正確に動けるのは、あらかじめ決められた作業環境においてだけである。自律型ロボットでは、プログラマーが想定していなかったような出来事には対処できない。たとえば、火星の表面で遭遇しうるあらゆる出来事に対処できるような自律型ロボットをプログラミングするという難題を考えてみてほしい。明らかに、直面するかもしれないすべての物体やさまざまな地形を事前に知ることはできない。その結果、決定的に重要な物体や出来事に遭遇しても、適切に反応できないかもしれない。事前に想定されていないものには科学者も気づきようがないが、それが実は調べるべきものとしてとても重要だということもあるかもしれない。

いまのところ、予測できない環境において、ロボットに確実に適切なことをさせる唯一の方法は、人間の操作者をループのどこかに入れることである。これをするには、ひとつに、操作者の動きや命令を、ロボットに一対一対応のやり方で再現してもらう方法がある。たとえば、原子力発電所内の操作者は、ジョイスティックを動かして、原子炉内のロボット・アームの動きを直接制御できる。しかし、そのような遠隔操作（この種の制御方法をこう呼ぶ）では、モニター画面に映るスケール（縮尺）の突然の変化や、行為の指令とフィードバック信号との間の時間的遅延にうまく対処できない。遠隔支援が本領を発揮するのは、こういった場合である。

遠隔支援では、操作者は、作業空間の実際の大きさやロボットの動作のタイミングを心配する必要はない。その代わりに、目標を設定し、その目標に向けた行為を一般的な表現で指定する必要がある。この情報がいったん半自律型のロボットに伝えられれば、ロボットは搭載された距離計やほかの感知装置を用いて、目標を達成するのに必要な動きを実行していくことができる。つまり、遠隔支援とは、遠隔操作の柔軟性と自律型のロボット制御の正確さが組み合わさったものだ。

二つの視覚経路が動物やヒトの脳でどのように相互作用し合っているかについての私たちの考えは、この工学的原理とうまく対応する。腹側経路の知覚システムは、脳内の関連した記憶やほかの認知システムとともに、遠隔支援における操作者とほぼ同じ役割をはたしている。それらが光景のなかのさまざまなものを見分ける際に用いている表象システムは、豊かで詳細だが、計測値としては正確ではない。特定の目標物の位置が決められると、背側経路の専門の視覚運動ネットワークが、脳内のほかの部位にある出力システム（運動前野、大脳基底核、脳幹など）と一緒になって働き、望ましい運動行為を実行する。言いかえると、背側経路ネットワークは、目標物の位置、大きさ、向き、形を自己を中心にして正確に符号化しているという点で、遠隔支援のロボットに相当する。目標行動を生み出すには、二つのシステムが一緒になって機能しなければならない。一方のシステムは視覚的配列のなかから目標物を選択し、もう一方のシステムは目標指向的行為に必要な値を計算するのである。

もちろん、遠隔支援のたとえを用いたのは、自律型ロボットの将来的な開発の可能性を過小評価したいからではない。明らかに、工学はこの領域で大きな進歩をとげつつある。将来的には、操作者の役割が機械に組み込まれるときが来るだろう。では、そのようなスーパーロボットの製作にどのようにしてとりかかればよいだろうか？　ロボットはどのような視覚システムを持てばよいだろうか？　生物学が教えるのは、そのようなロボットになんでもこなす汎用的な視覚システム――外界の物体を認識し、さらにロボットの動きも誘導する単一の視覚システム――を組み込んでも、うまくいきそうもない、ということである。これまで述べてきたように、物体認識と光景の分析に必要な計算は、視覚運動制御に必要な計算とは相容れないのだ。スーパーロボットをうまく設計したければ、霊長類の脳における腹側経路と背側経路の分業体制をまねるのがよいだろう。

要するに、ロボットに知的処理モジュールを持たせる必要がある。これは、光景を分析し、現在の入力と知識ベース（はじめから持っているものもあるし、学習によるものもある）に保持されている情報にもとづいて適切な目標を選択できるようなモジュールである。このモジュールが効率よく働くためには、文脈、すなわち外界にもとづく準拠枠内で計算された相対値をもとに、外界の表象を構成する必要がある。しかしこれらの計算は、目標の決定にはきわめて重要だが、目標達成のためにロボットの実際の運動を誘導するには直接役立たないだろう。それをするには、正確な計測値を用いる専門の感覚運動モジュールが必要になる。このモジュールは、適宜計算を実行し、特定の目標を達成するのに必要な行為のパラメータを決めることを専門にしている。このようなスーパーロボットを設計し製作することができれば、操作者は必要なくなる。こうして、自分で考え実行するロボットができあがる。

ロボットの遠隔支援では、操作者は無線を通して半自律型ロボットと交信する。操作者は、制御センターにあるビデオモニター上で位置を示すことで、意図した目標物に印をつけることができる。その位置は、実際の火星での目標物の位置ではなく、画面上の位置にすぎないが、ロボットの眼に映る光景に正確に対応している。こうしてロボットは、目標物に狙いを定めるのに必要なすべての情報を受けとる。操作者は、ロボットの行動レパートリーから「回収せよ」のような適切な運動指令を選び、あとはロボットに任せるのである。では、ヒトの脳に見られるような生物学的な遠隔支援システムでは、なにが起こっているのだろうか？　腹側経路はどれが目標物で、それに向けてなにをすべきかを、どうやって背側経路に伝えているのだろうか？

確かに、脳の構造の点では、二つの経路が相互に連絡していることを明確に示す証拠がある。しかし、腹側経路が、背側経路にも理解できるように意図した目標物の位置を座標系内でどのように表示しているのかは、はっきりとはわかっていない。結局、前の章でも論じたように、腹側経路は光景にもとづく座標系で機能し、観察者を基準にするのではなく、外界にあるさまざまな物体を基準にして、そのなかである物体がどこにあるかを知っている。しかし、ものをつかむといった行為を制御するためには、背側経路は、ほかの物体との位置関係によるのではなく、手に対してその物体がどこにあるかを知らなければならない。制御するのがボールを蹴るといった行為なら、背側経路は足に対してボールがどこにあるかを知らなければならない。つまり、二つのシステムはまったく異なる準拠枠を用いている（実際、違う言語を話している）が、腹側経路はなんらかのやり方で、どの物体に働きかけるかを背側経路に伝える必要があるのだ。

これをするひとつの方法は、二つのシステムに送られる情報が同一の源――網膜と一次視覚皮質のような初期の視覚領野――に由来するという事実を利用することである。これらの低次の視覚情報処理装置には、眼に映る光景の二次元の「スナップショット」が含まれている。この情報は、二つの経路に別々に送られ、異なる目的のために使われるが、どちらの経路も実際には双方向性がある。つまり、二つの経路の高次領域から一次視覚皮質への逆向きの投射が多数あるのだ。最近の研究では、逆向きの投射のほうが通常の上行性の投射よりも数が多いことも確認されている。このことは、二つの経路が、共有する入力信号源へのこうした逆向きの投射を通して、間接的に連絡し合っていることを意味している。こういった初期段階の信号は依然として網膜座標で符号化されているので、この共通した準拠枠を用いて、腹側経路は背側経路のために目標物の位置に印をつけることができる。いったん目標物が網膜マップ上で表示されれば、背側経路が用いる必要のあるどんな座標系にでも変換することが可能になる。

つかもうとする目標物が、腹側経路ではこのようにして表示されていると考えてみよう。背側経路は目標物が網膜マップ上でどこにあるかがわかるので、手を基準とした目標物の位置は、次のようにして計算できる。背側経路はまず、頭部を基準に眼球の位置を計算し、次に身体を基準に頭部の位置を計算し、そして最後に身体を基準に手の位置を計算する。こうすれば、手に対して目標物がどこにあるかがわかる。これと同様の計算手続きを用いれば、足に対してサッカーボールがどこにあるかも計算できる。つまり背側経路は、いったん目標物の網膜上での位置がわかれば、その情報を多くのさまざまな行為を制御するのに必要な形式にいつでも変換できる。背側経路と腹側経路は、精密で専門化した独自の言語を用いているが、両経路とも、網膜のより基本的な言語とは依然として関係を持ち続けている。操作者が、ロボットのカメラのレンズの裏側にある二次元の光素子の配列を通してロボットに指令を出すことができるのと同じように、腹側経路も初期の視覚領野の共通した網膜マップを通して背側経路に指令を出すことができる。

最近の研究では、このシナリオにもうひとりプレイヤーがいることが示唆されている。それはＬＩＰ（外側頭頂間溝）である。ここは、眼球運動の随意的制御に重要な役割をはたしている背側経路の領野である（カラー図版4の下の図および第5章を参照）。この領野は、眼球を動かさないときでも、視覚的光景のなかのある物体から別の物体へと注意を切り替える上で重要な役割をはたしているようだ。言いかえると、注意の制御は眼球運動の制御に（進化の用語で言えば）「便乗」したのかもしれない。最近のｆＭＲＩ研究による証拠は、ＬＩＰが最新の注意の「サーチライト」をなんらかのやり方で腹側経路に送っているということを示唆している。この場合もおそらく、一次視覚皮質のような初期の視覚領野への下行性の投射によっているのだろう。実際、神経生理学的研究によれば、サルが特定の位置に注意を向けるとき、その位置に対応した一次視覚皮質のニューロンの活動が高まるという証拠がある。これらの経路間には持続的な双方向のやりとりが存在し、もっとも可能性の高いルートは初期段階の視覚領野を通るものである。

これらはみな推論にすぎず、かなり単純化して考えている。いまのところ、二つの経路がどのようにして連絡し合っているかについて確実なことがわかっているわけではない。だが、二つの経路の相互作用については、視覚運動の研究者の間でいま集中的な研究が行なわれており、将来的には、「見ること」と「行為すること」がどのようにして一緒に機能しているかについて詳しいことがわかるだろう。このような問いに対する最終的な答えは、おそらく、行動の詳細な分析に加えて、神経生物学的な研究によるところが大きいだろう。

行為のトップダウン制御

遠隔支援のたとえは、行為をする上で腹側経路がほんの小さな役割しかはたしていない、と言いたいのではない。そうではなくて、企業の管理職のように、目標を設定し、業務命令を書き、次に実際の仕事はほかの人間に任せているということなのだ。行動の多くの側面において、腹側経路はこれよりもはるかに多くの実際的役割をはたしている。

腹側経路は、運動プログラミングの特定の側面に直接的に寄与している。これはとりわけ、網膜からボトムアップ的なやり方では引き出すことができないような情報に依存する側面である。物体をつかみ上げるときのことを考えてみよう。ふつう、指はちょうどよい力加減で物体の回りで閉じる。それは、その物体を持ち上げるときに指から滑り落ちてしまうほど弱からず、潰してしまうほど強からずという力加減である。つまり加える力は、触覚やほかの体性感覚受容器からのフィードバック信号が来る以前に、指が物体に触れる瞬間からその重さ（やほかの特性）に適切に合っていなければならない。物体の大きさ、位置、向きや形は、網膜像から計算できるが、物体の重さや弾性（どの程度硬いか柔らかいか）、表面の摩擦といったものは、体験を通して学ぶしかない。ここで、大きさはほぼ同じだが、重さの異なる二つの物体、たとえば電話帳と菓子箱があると仮定してみよう。おそらく、菓子箱を持ち上げるよりも、電話帳を持ち上げるほうが加える力もおのずと強くなる。もちろん私たちは、電話帳がどれぐらい重いか、菓子箱がどれぐらい軽いかについては、すでによく知っている。しかし、そもそものものがなんであるかがわかっていなければ、加える力の調節にこの知識を利用できないはずである。すでに述べたように、こういった認識は腹側経路の視覚メカニズムによっており、背側経路によってはいない。

だが、この話にはもうひとひねりある。材質は同じだが、大きさの異なる見慣れない物体を持ち上げるときには、ふつうは、小さい物体よりも大きな物体に対して加える力が大きくなる。これはおそらく脳が、大きな物体は小さな物体よりも重いという、理にかなった解釈をするためである。一見すると、これは背側経路が行なえることのようにも思える。実際、背側経路は物体の大きさを計算していて、物体に手を近づけながら、空中で手の開き幅を調節している。なぜ背側経路は、物体を持ち上げるときに加える力を調節するために、物体の大きさについてすでに持っている情報を単純に利用できないのだろうか？　しかし、一見すると単純そうに見えるこの課題も、背側経路の能力だけではできない。というのも、大きさ以外の情報も必要だからである。加える力の強さは、物体の大きさだけによって決まるのではなく、その重さによっても決まる。このことは、物体がどんな素材からできているかを脳が知らなければならないということを意味する。電話帳や菓子箱を持ち上げる場合と同じように、脳は、保持している異なる素材の密度に関する視覚的知識を利用する必要がある。たとえば、大きさが同じでも、発泡スチロールを持ち上げるときよりも石材を持ち上げるときのほうが加える力ははるかに大きくなるだろう（もちろん、映画の大道具のように、岩に見えるように発泡スチロールにペンキが塗ってあれば、持ち上げてびっくりすることになるだろうが）。

つまり、こうした加える力の強さの計算は、目標物の視覚的大きさとそれがなにからできているかという素材の密度に関する知識とが組み合わさっている。背側経路は、いま現在の視覚入力にほぼ完全に支配されており、単独では物体の重さを計算できない。もちろん、背側経路だけでも物体の大きさを計算することはできるが、物体がどんな素材でできているかという理解には腹側経路が必要である。しかし腹側経路は、大きさの計算も材質の計算もできる。結局、腹側経路は、私たちの知覚体験を構築する上で、休みなく大きさを計算し続けているのだ。そのため、私たちは次のような問いに直面することになる。力を加えるときには、どちらの経路が大きさを計算しているのだろうか？　この問いに答えるためのひとつの方法は、知覚には影響を与えるが手の開き幅には影響しないことがわかっている錯視を用いて、加える力の強さが影響を受けるかどうかを検討することである。もし背側経路が手の開き幅だけでなく加える力の強さも制御しているとすれば、加える力は錯視の影響を受けないはずである。だが、もし腹側経路が大きさの情報をもたらすとすれば、知覚で見られたように、加える力も錯視の影響を受けるはずである。

この実験を行なったのは、ノッティンガム大学の心理学者、スティーヴン・ジャクソンである。ジャクソンは、第6章で紹介したエビングハウス錯視ではなく、ポンゾ錯視（線路の錯視）を用いた。この錯視では、二本の斜め線の収斂する側におかれた物体は、手前の開散する側におかれた物体よりも大きく見える（図6・8を参照）。予想されたように、二つの異なる位置にある物体に手を伸ばしてつかみ上げようとするとき、手の開き幅は物体の実際の大きさによって決まり、錯視の影響を受けなかった。しかし、ジャクソンが驚いたのは、加える力の強さが錯視の影響を受けるということであった。つまり被験者は、物体の実際の大きさではなく、知覚された大きさに応じて力の強さを決め、（誤って）大きく見える物体のほうにより強い力を加えたのである。どのようにして加える力の強さを計算しているかという問いに対する答えは、次のようになる。力の強さの計算そのものは、おそらく腹側経路にゆだねられている。これに一致して、私たちは、大きさの異なる物体を用いると（大きさに関する視覚情報しかないと）、DFが加える力の強さをうまく調節ができなくなることを見出した。しかし、物体に触れることもできるときには、彼女は手の開き幅を適切に調節する。

行為の意味

包丁を持ち上げるとき、ふつうは刃ではなく柄のほうを持つ。ドライバーも同じように柄のほうを持ち上げるが、包丁の場合とは違い、手を切る心配はない。言いかえると、多くのもの、とくに道具は、使い手に「使用に適した」持ち方をとらせる。ドライバーの柄の部分が向こうを向いておいてあれば、ふつうは、ちょっとぎこちないやり方で手を回して、すぐに使えるように柄のほうをつかむ（図7・2を参照）。これだけではない。どのようにつかむかには、意図も関係する。たとえば、包丁を自動食器洗い機に入れるところだとしよう。もし、包丁の刃の部分が洗い機のかごのなかで上を向くようにしたいのであれば、テーブルから持ち上げるときに、（注意深く）刃の部分をつかむだろう。つまり、物体の機能とその物体を用いてなにをするかによって、どう持ち上げるか

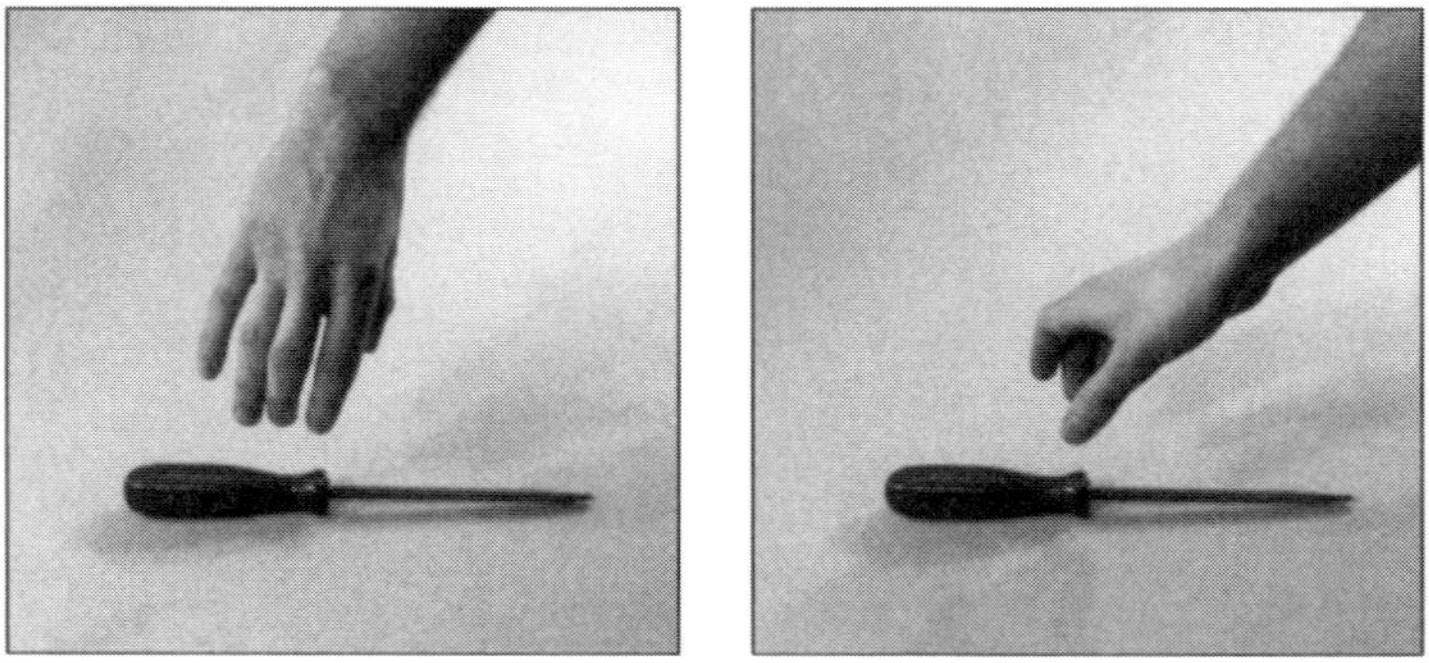

図 7･2
ドライバーを持ち上げるとき，使うつもりがなくても，ふつうは柄の部分を持つ。左の写真のように，ドライバーの柄の部分が遠い側にある場合も，不自然な姿勢をとりながらそうする。ところが，記憶課題に専心しながらこれをすると，右の写真のように，手の形は適切だが，道具の使用とは関係のないつかみ方をすることが多くなる。DFは，ドライバーやほかの道具を見てもなんであるかわからないため，柄の部分が遠い側にあるときにはちゃんとつかみはするものの，そのつかみ方は不適切なことが多かった。

が決まる。

では、ある物体が自分の前にあるとき、脳はその適切なつかみ方をどのようにして知るのだろうか？　まず、脳はその物体がなにか知る必要がある。これは、明らかに腹側経路の仕事である。だが、物体（とくに人工物）を認識するときに重要なのは、それがなにをするためのものかを知ることである。このことは、腹側経路と（使用にあたって物体をどう握ったらよいのかに関して）保持されている情報との間に結びつきがなければならないということを意味する。適切なつかみ方を選ぶときにこうした機能的意味が用いられていることは、ヴァージニア大学のサラ・クリームとデニス・プロフィットによる巧妙な実験によって示されている。彼らは、大学生の被験者に、歯ブラシやフライパン、ドライバーといった一連の道具や器具を提示し、その際、柄の部分が被験者から遠いほうに位置するようにした。言うまでもなく、被験者は、手を伸ばしてこれらの物体を持ち上げるとき、不自然な姿勢をとりながら柄の部分をつかんだ。ところが、学習段階で覚えた単語を想起しながら同時にこの課題を行なうと、その機能的意味がわかっていないかのような持ち上げ方をしたのである。しかし、つかみ方は不適切であったが、依然として巧みに持ち上げており、手の開き幅は物体の大きさに合っていた。つまり、背側経路は依然として仕事をこなしていた（失われたのは機能的側面だけだった）。機能的側面が失われたのは、単語記憶課題が、物体の機能的意味――適切な握り方――を検索するのに必要な高次の認知プロセスにかなりの負荷をかけたためだろう。実際、クリームとプロフィットは、別の実験で、同程度の注意を必要とするが、意味のあまり関係しない課題を同時に行なうと、握り方の機能的側面が干渉を受けないことを示している。

これらの結果は、物体の機能に関する視覚情報をもたらすのが、背側経路ではなく腹側経路であることを強く示唆している。これが正しいとすれば、DFのように腹側経路を損傷した患者は、学生が単語記憶課題に集中しているときに見せたのとかなり似たやり方で日用品をつかむだろう。つまり、柄の部分が自分から遠い側にある（ナイフやドライバーなどの）道具をつかむように頼むと、「誤ったつかみ方」をするはずである。実際、DFはこの種の誤りを示した。そのような物体（彼女にとっては見ただけではなにかがわからない）に手を伸ばして持ち上げるとき、手の開き幅はその物体の大きさ、形、向きにぴったり合っていたが、その機能がわかっているようには見えなかった。したがって、彼女はドライバーの柄ではなく先端部を握り、次にそれを手のなかで回して持ち替えたのである。つまり、損傷した腹側経路ではドライバーの形を処理することができないので、まえもってそれがなにかわからず、それゆえ握るのにふさわしい部分を選ぶこともできない。しかし、背側経路の視覚運動システムは損なわれていないため、（不適切ではあるが）つかむという動作をうまく効率的に行なうのに必要な値は依然として計算できるのである。

では、腹側経路は視覚運動システムでもあるのか？

この問いに対する答えはノーである。しかし究極的には、脳が行なうことはすべて行為のためである。そうでなければ、脳が進化することはなかったはずである。第4章で述べたように、自然淘汰は行為の産物に作用するのであって、思考だけの産物に作用することはない。腹側経路は、いくつかのやり方で行為に寄与している。たとえば、行為の目標を決めるのは腹側経路だし、腹側経路のおかげで脳は実行すべき行為の種類を選択できる。腹側経路はまた、ものをつかむときやサッカーボールを蹴るときに、力をどれだけ加えたらよいかを決めるのに支配的な役割をはたしている。

だが実際には、コーヒーカップを持ち上げるといった一見単純な日常的行為ひとつをとってみても、二つの経路が寄与するさまざまな要素を分けようとすると、きわめて難しいということがわかる。たとえば、テーブルの上にあるものがなにかを認識し、そこにあるほかのものと自分のカップとを区別できるのは腹側経路のおかげである。また、カップの取っ手の部分を選び出せるのも腹側経路のおかげであり、これによって、カップを持ち上げるのに適した手の形を選んで、コーヒーが飲める。しかし、カップの取っ手だとわかり、する行為を決めてから、取っ手に手や指をうまく持っていけるかどうかは背側経路の視覚運動システムによる。さらに、自分の口元までカップを持ち上げるのに必要な最初の力は、カップの重さについて保持されている情報によっている。この情報は、腹側経路を通して得なければならない。このように、目標物の視覚的計測値を滑らかで効率的な動きに変換するのは背側経路の仕事であるが、腹側経路はそれに無関心であったり、関与しなかったりするわけではない。どのレベルにおいても——プランニングの段階だけでなく、指に加える力の強さのプログラミングでも——、腹側経路は行為に密接に関与している。

意識的な視覚と無意識的な視覚

私たちは、この本をＤＦの紹介から始めた。彼女は、若くして、物体の形に関するすべての視覚体験を失ってしまった。私たちはよく、彼女に外界がどう見えるかと聞いたものだ。彼女には、それをことばで言い表わすのがきわめて難しかった。前に述べたように、彼女は、物体が「溶け合っている」と言うことがある。とくに二つの物体が似たような色であったり、同じ材質からできていたりすると、どこまでがひとつの物体で、どこからが別の物体なのかがわからない。また、物体が「ぼんやり」見えることが多いとも言う。だが、すでに述べたように、これは近視の人がメガネをかけないで見たときの体験とは違う。ＤＦがすぐれた視力を持っていることを思い出してほしい。彼女は細部が見えるのだ。うまく答えられないのは、なにが見えないのか——意識的体験のなかに、なにがないか——を尋ねているからである。同じ質問を、盲視の患者にもしたことがある。彼らは、損傷部位とは反対側の視野の視覚体験が完全に欠如している。しかし彼らは、そちら側だけがまったくの空白だとか、視野に穴のようなものが開いているといった報告はしない。その問いには答えることができないのだ。私たちも、視野の外側になにが「見えるか」と聞かれたり、自分の背後になにが見えるかと聞かれても、答えようがないだろう。おそらく、ＤＦになにが見えるかと聞くとき、私たちは彼女に過剰に期待しすぎている。彼女は、自分に見えないものについて言うことはできない。

だが、ＤＦには物体の形に関する意識的な体験がないにもかかわらず、行為の誘導のために形の情報を用いる能力は保持されていた。ＤＦの症例は、カエルからヒトに至るまで広範囲の研究で得られている証拠と併せて考えると、視知覚と行為の視覚的制御とが脳のまったく異なるシステムによっている、ということを示している。こうした研究からわかったのは、外界に関する意識的な視覚体験が、背側経路ではなく腹側経路の産物だということだ。私たちは、相手がネットの向こうから打ってきたテニスボールを知覚するが、うまく打ち返すために視覚運動システムが用いている特定の情報に気づくことはない。この視覚運動システムの計算は、完全に無意識的に行なわれている。そのため、網膜上でボールの像が一定の率で拡大しているということに気づくこともなければ、この拡大率こそラケットの「スイートスポット」で打ち返すためにラケットを振る瞬間を正確に知る上で重要な手がかりになるということに気づくこともない。ボールを追いかけながらコートを走り回っているとき、光景は網膜上で劇的に変化している。たとえば、網膜に投影されたネットの像の形はつねに変化している。しかし私たちは、光景のなかでネットを安定した不変のものとして見続ける。このような観察者の位置の変化にともなう像の変化にまったく気づかないのは、そのほうがおそらく好都合だからである。もし気づいてしまうようだと、動き回るにつれてその物体の大きさや形がめまぐるしく変化するという、秩序を欠いた体験に混乱することになるだろう。外界を理解するために必要なのは、永続的な知覚の恒常性なのである。

では、腹側経路は、どのようにして「意識」というとらえどころのない心的性質を生じさせるのだろう？　これは、どのようにして、脳のある部位の物理的状態が意識状態を生じさせるのか、という一般的な問いにつながる。この問いは、現段階では解けない哲学的・経験的問題を提起している。とはいえ、これらの問いにアプローチする最初の実験的取り組みは、すでに行なわれている。こうした最初の取り組みが哲学的な地雷源を回避するには、脳の状態と心的状態にどのような相関があるかだけを問題にすることである。因果律という古くからの問題はひとまず棚上げにして、それは未来の研究者に託せばよい。だが、こうした相関を研究していくだけでも、納得できる答えを得るまでには依然として長い道のりがあることは明らかである。科学者が採用してきた戦略は、脳についての確かな知識を土台に据えることであった。このことは、特定の種類の心的プロセスに焦点を合わせなければならないことを意味している。広く意識状態全般を説明するといったアプローチは、現段階ではあまりにも大胆すぎる。この大問題も脳研究の究極の目標のひとつではあるが、それに答えるには脳の機能が全般的に説明される必要がある。そうした説明は、神経生物学にとって一種の「万能理論」であると同時に、科学がいまだ取り組んでいない目標のひとつでもある。

というわけで、視覚システムにまた戻ることになる。現時点で、視覚システムが、脳のなかでもっとも理解の進んだシステムであることは間違いない。この本で示してきたように、この二十五年間で、視覚処理の神経科学に関する知識は飛躍的に増えた。ノーベル賞受賞者であるフランシス・

クリックと神経生物学者であるクリストフ・コッホは、意識の問題に挑む最善の方法は「視覚脳」を研究することだ、と主張している。彼らは、問題を次のような問いに要約している。「脳の活動を意識的なものにする視覚情報処理を仲介している脳のシステムについては、なにが言えるだろうか？」「ある条件では意識され、別の条件では意識されないような情報処理のもとにある脳活動については、どうだろうか？」

もちろん、視覚脳の詳細に関する研究の多くは、ヒトではなく、動物、とくにサルで行なわれている。実際、最初に明らかにされた腹側経路の配線図は、サルのものであった。だが、サルの脳のなかの経路を突き止めることと、サルがなにを体験しているかを明らかにすることとは、別物である。ヒトは自分がなにを体験しているか言えるが、サルにはそれができない。では、ヒトと同じように、サルでも、腹側経路が視覚体験を形作る上で決定的な役割をはたしていることをどう示せばよいだろうか？　これは確かに困難な作業ではあるが、不可能ではない。

これがどのように行なわれるかを示す最近のすぐれた研究がある。その研究は、サルが知覚しているると報告するものが、腹側経路の高次領域のニューロン活動と直接関係しているという直接的証拠を提供する。第4章で見たように、サルの下部側頭皮質のニューロンは、顔、色のついた形、さまざまな種類の物体のような特定の像に選択的に応答する。ドイツのニコス・ロゴテティスらは、これらのニューロンの活動がサルの知覚体験と密接に関連していることを示した。彼らはまず、正面の画面に交互に提示される二つの画像のうちどちらが見えているかを二つのレバーのうち一方を押して報告するように、サルを三十分以上かけて訓練した。たとえば、顔の写真が提示されたり、放射線状パターンが提示されたりするが、画像が切り替わるたびに、サルは正しいほうのレバーを押さなければならない。学習が成立したら、次に実験者は二つの画像を同時に――ただし左右の眼それぞれに別々の画像を――提示し、「両眼視野闘争」を引き起こすようにした（図７・３を参照）。このようにまったく異なる画像が同時に左右の眼に提示されると、二つの画像が融合して見えることはほとんどない。その代わり、完全な顔パターンか完全な放射線状パターンが交替して見える。まるで二つの写真が、意識にのぼるために争っているかのようになる。ある時には一方のパターンが、また別の時にはもう一方のパターンが意識される。つまり、二つの画像が数秒の間隔をおいて交替して知覚される。このような両眼視野闘争の刺激を提示されると、サルも、ヒトとまったく同じように、二つの画像が交替して見えると報告した。

興味深いことに、サルが一方が見えていると報告したときには、それにほぼ対応して、下部側頭

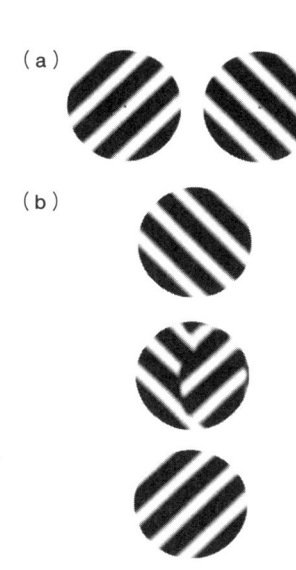

図7･3
異なる画像（a）が左右両眼に別々に提示されると，それらの画像がかわるがわる見える傾向がある（bの上と下の図）。まれだが，（bのまん中に示したように）２つが合わさった画像が見えることもある。この「両眼視野闘争」と呼ばれる現象を利用して，視覚的意識と脳内のニューロンの活動の対応関係を調べる研究が行なわれている。

皮質のニューロンに応答が見られた。画面上で画像が物理的に切り替わることはなかったが、サルが見ていると報告する内容（レバー押しで反応する）は、何度も変化した。そしてこれらの変化は、下部側頭皮質のニューロン活動の変化と相関していた。たとえば、顔を好むニューロンは、サルが顔を見ていると報告するときにだけ強く応答し、放射線状パターンを見ていると報告するときには活動が弱まった（放射線状パターンを好むニューロンではこの逆になった）。しかし、Ｖ１のようなシステムの初期段階のニューロンは、こうした相関を示さなかった。Ｖ１のニューロンは、サルが見ていると報告するものがどちらの画像であっても同じように応答したのである。腹側経路内のＶ４といった中間の領域でさえ、相関はかなり弱かった。

確かに、脳の詳細は動物でのほうが研究しやすいし、意識の微妙な側面はヒトでのほうが研究しやすい。だが重要なのは、サルとヒトの視覚領野における活動を比較すると、かなり似たことが起こっているということである。ヒトはその進化的遺産をある程度サルと共有しているので、これは驚くほどのことではない。しかし、腹側経路の活動が私たちの意識的な視覚体験を反映しているかどうかを検討するには、ロゴテティスがサルで得た知見を、ヒトでも追試してみる必要がある。ヒトの脳で単一ニューロンの活動を記録するのは不可能だが、ｆＭＲＩのような脳画像技法の出現によって、同じ視覚的特性を持ったニューロンの集合の活動を測定することが可能になった。たとえば、第５章で見たように、ナンシー・カンウィッシャーらは、ｆＭＲＩを用いて、顔の写真によって選択的に活性化される紡錘状回顔領域（ＦＦＡ）と建物や風景の写真によっておもに活性化される海馬傍回場所領域（ＰＰＡ）という二つの腹側経路の領域の活動を描き出している。彼女は、二つの領野に見られるこうした違いを利用して、ロゴテティスがサルで行なったのとまったく同じやり方で、両眼視野闘争の際の視覚的意識の変化をヒトで研究した。カンウィッシャーは、フランク・トンらとともに、一方の眼には顔の写真、もう一方の眼には建物の写真を同時に提示し、その時の脳の活動を記録した。ロゴテティスの実験でのサルとまったく同じように、被験者にはあるときは建物の写真が、またあるときは顔の写真が見えたが、二つが同時に見えることはなかった。被験者は、見えているものが一方から他方に変わるたびにキーを押すように求められた。顔が見えていると報告したときには、ＦＦＡがよく活動し、建物が見えていると報告したときには、ＰＰＡがよく活動していた。つまり、ＦＦＡとＰＰＡの活動は、被験者が意識的に知覚しているものを反映しており、網膜上に投影されているものを反映しているわけではなかった。

ダラム大学の神経科学者、ティム・アンドリュースも、図7・4に示す「顔と花瓶」の多義図形を用いて、同じような問題を検討している。両眼視野闘争では競合する像の知覚が生じるように、この多義図形でも、見えるものがその時々で変化する。暗い背景に花瓶が見えることもあれば、明るい背景に二つの横顔が見えることもある。しかし、二つのパターンが同時に見えることはない。アンドリュースは、花瓶のような物体が、ＦＦＡではなく、腹側経路のもうひとつの領域である外側後頭領域（ＬＯ野。第5章参照）を活性化させることを利用し

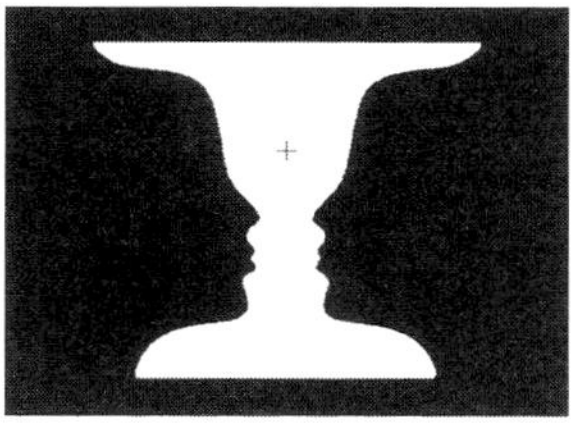

図 7・4
デンマークの心理学者，エドガー・ルビンにより考案された，有名な「顔と花瓶」の絵。多義図形の一例である。白地を背景に２つの黒い顔が見えたり，黒地を背景に白い花瓶が見えたりする。しかし，両方が同時に見えることはない。視覚的意識の研究では，両眼視野闘争を生じさせる刺激やこうした多義図形が用いられる。

た。彼は、被験者に数秒間、顔と花瓶の図を提示し、見え方が顔から花瓶（あるいはその逆）に変化するたびにキーを押すように求め、そのときのＬＯ野の活動をＦＦＡの活動と比較した。結果は明白だった。知覚の変化は、ＦＦＡとＬＯ野の間の活動の変化と強い相関があった。つまり、被験者は同じ画面を見ているのに、脳の活動はＦＦＡとＬＯ野の間で切り替わり、それと同時に、「見えるもの」も変化したのである。

一言で言えば、腹側経路の神経活動と視覚的意識との間には強い相関があるというかなり確かな証拠が、三つのタイプの研究から集まりつつある。まず第一に、損傷実験による証拠がある。この証拠は、腹側経路が視覚的意識の回路に必須であることを示している。腹側経路がなければ、視覚的意識は生じない。第二に、ｆＭＲＩによる証拠から、視覚的意識の変化が、腹側経路内のさまざまな領域の活動の変化と密接に関係していることがわかる。そして第三に、サルでの単一ニューロンの記録から、下部側頭皮質の細胞の活動が知覚的変化と強く結びついているということが明らかになっている。これは、サルの視覚体験が私たちヒトの視覚体験に似ていると仮定しているという点で間接的な証拠ではあるものの、個々のニューロンレベルでなにが起こっているかを実際に調べるための最初の手がかりを提供する。これら三種類の研究を総合すると、神経活動が視覚的意識と相関しているのは脳のどこかについて有力な指針が得られる。とはいえ、それらの研究は、腹側経路のニューロンに関して、なにがそうした特性をもたらすのかを説明するわけではない。

結局のところ、これらの研究のどれも、腹側経路の活動がつねに意識と結びついているということを示してはいない。というより、示しているのはまったく逆のことだ。ｆＭＲＩ研究において、競合する刺激のうち一時的に負けてしまったほうの刺激の運命について考えてみよう。それらの刺激は依然として、Ｖ１のような初期の視覚領野を活性化し続けているだけでなく、関連した腹側経路の領域（ＦＦＡ、ＰＰＡやＬＯ野）もある程度は活性化している。つまり、これらの研究では、刺激が意識されるか意識されないかに応じて、活動に増減が見られたが、まったく活性化しなくなるということはなかった。では、腹側経路の活動があるときには意識され、あるときには意識されないのはなぜなのだろう？　もちろん、腹側経路の特定の領域がわずかに活動することによって、その活動が意識体験となるかどうかが決まるのかもしれない。あるいは、その領域の活動は、Ｖ１のような初期の視覚領野もしくは前頭葉のような高次の組織といったほかの脳領域の活動と同期する必要があるのかもしれない。そのような可能性はたくさん考えることができるが、現在のところ、特定の仮説を支持するような有力な実験的証拠は得られていない。

このように、意識に達する神経活動と達しない神経活動の決定的な違いはなんなのかは、まだよくわかっていない。だがおそらく、意識に達しない視覚情報も処理されて、腹側経路の高次の分析を受けている。この処理は、いわゆる無意識的知覚（主観的には見えない閾下刺激が行動に影響をおよぼしうる）をうまく説明する。たとえば、ネコの画像を閾下で提示したあとに、意味的に関連した画像（たとえばイヌの画像）を提示し、それが動物か否かをできるだけ速くキーを押して反応させると、意味的に関連しない画像の場合よりも、反応時間が速まるのだ。しかし、ここで強調しておかなければならないのは、無意識的知覚は確かに生じるが、それは、背側経路の活動によってではなく、腹側経路の活動によって引き起こされるということである。実際、無意識的知覚のもとにある視覚的計算は、意識的知覚のもとにある計算と同一であるように見える。ただこの計算は意識にのぼらないのだ。

では、視覚刺激によって誘発された背側経路の活動はどうだろうか？　確かにこの活動も視覚的な意識を生じさせないが、だからと言って、それが無意識的知覚に関係しているということにはならない。無意識的知覚ということばは、そのような知覚処理が原理的には意識的なものでありえる、ということを意味している。事実は、背側経路の活動が意識されることはないので、「知覚」という用語を用いるのは適切ではない。背側経路は、外界の視覚的表象を与えるという仕事をしているわけではない。しているのは、視覚情報を行為に直接変換することだ。背側経路が行なう視覚情報処理は、瞳孔の対光反射が意識されないのと同じように、意識されない。背側経路での処理は、瞳孔の反射に関与する処理よりも複雑だが、結局のところは、どちらも視覚運動制御システムにすぎず、遠隔支援ネットワークのロボットが意識を持たないのと同様、意識を持たない。仕事を行なうのはロボット（背側経路）であるにしても、いまなにが起こっているかを意識的に知ることができるのは、操作者（腹側経路）なのである。

要約

この本で強く主張してきたように、視覚は単一のものではなく、私たちの体験する視覚現象も視覚脳の働きのひとつの側面しか反映していない。視覚が私たちのために行なうことの多くは、体験の外にある。実際、私たちの行為の大半は、本質的に自動的なシステムによって制御されており、まったく意識にのぼることのない視覚的計算を用いている。こう言うと、デカルトの二元論――意識を持つ心という存在は反射だけの機械とは別物である――のように聞こえるかもしれない。だが、私たちの言う二つのシステムは、デカルトが唱えたような二元論とは関係がない。二つの視覚処理様式は分かれているが、どちらも脳というハードウェアのなかのものだ。さらに、この章で示したように、腹側の知覚経路と背側の行為経路の間には、複雑だが、たえまない相互作用があって、適応的な行動が生み出されている。

第8章 DFの日常――その後の十五年

もしあなたがいまDFのもとを訪れたとすると、彼女が視覚障害を持っているとはとても信じられないだろう。彼女は玄関であなたを出迎え、どうぞとなかに招き入れ、いまは改築の終わった自宅を――カルロご自慢の、十七世紀に建てられた地下室を改造して造ったワイン貯蔵庫も――案内してくれるだろう。それからきっと、彼女ご自慢の庭も。彼女は、しっかりと道を歩き、あちこちで立ち止まって、美しい植物や花の咲いた木を教えてくれるはずだ。しばらくすると、台所で紅茶を入れてくれるだろうが、ここでも、この本の最初に述べたような形の知覚ができないとはほとんど思えないだろう。彼女は、難なくストーブの上にやかんをおき、紅茶とミルク、砂糖を見つけ、ティーポットにお湯を注ぐ。お盆をテラスまで運ぶのに手助けは必要ないし、紅茶を注いでくれるのも彼女だ。実際、DFはこうした活動すべてにおいて、ごく自然になんでもできるので、視覚障害を持っているとはだれも思わないだろう。もちろん、事故の直後からこれまでずっと、彼女はつねに、意識的な視覚に可能なこと以上のことを行なうことができた。とはいえ、彼女の視覚的技能は、この十五年でどんどんよくなった。自信や触覚の確実さが着実に増してゆくのとあいまって、こうした技能も発達していった。

脳に重篤な損傷を受けた人が、どのようにして長い時間のうちにそのような劇的な回復を見せるのかを明らかにすることは、それ自体が重要な研究テーマである。もちろん、ＤＦが実行可能なことのなかには、容易に説明できることもある。「二つの視覚システム」について言えば、ＤＦの視覚運動システムはよく機能している。このシステムを用いて、小道や花壇のいっぱいある庭を自由に歩き回ることもできれば、やかんを持ち上げたりティーカップを手渡すような手の動きも誘導できる。だが、これだけでは、どのようにしてやかんを持ち上げるかは説明できても、どのようにして最初にやかんを選んだのかは説明できない。同じく、事故直後の十五年前と比べて、日常的な仕事がなぜこれほどうまくできるのかも。

ＤＦが用いている方略のひとつは、不思議でもなんでもない。視覚が突然損なわれた人であれば、台所や家のなかにあるものをつねに同じ場所において、自分が生活しやすいようにするだろう。さらにこの一般的な方略に加え、ＤＦには、盲人のように記憶や触覚に頼ることなく、それらのものに向かって正確に動けるという利点がある。しかし彼女ができることは、それにとどまらない。たとえば、調理台の上にたまたま二つ以上のものがあっても、適切なものを選んで――たとえばコーヒーカップではなく、ティーカップのほうを――持ち上げることができる。これには、独特の色をしているものが多いことが大きな役割をはたしている（ＤＦは生き生きとした色の知覚を保持している）。彼女は、花や木の葉でさえも容易に見分けることができるが、これはその色や視覚的テクスチャーの微妙な違いによっている。同じことは、台所や物置小屋にある多くのものについても言える。これらも独自の色と光沢を帯びている。

だがＤＦは、ものを見分けるときに、実験者や自分にもはっきりとはわからないような別の方法も使っている。私たちは、数年前、「エフロン図形」を用いて彼女を実験室で検査していたときに、偶然にもこの微妙な方略の例に出くわした。私たちが行なっていた特殊な実験では、面積が同じ正方形と長方形のブロックを並べて提示し、正方形（あるいは長方形）に手を伸ばしてつかむように彼女に頼んだ。私たちは、彼女にこれができるとは予想していなかった。結局、彼女は意識的には二つのブロックを区別できなかった。ところが驚いたことに、彼女は、たんに推測した場合よりもはるかに高い確率で、正しいほうに手を伸ばし、それをつかんだのである。別の検査ではどちらがどちらかを言えなかったのに、どのようにしてどちらをつかめばよいとわかったのだろうか？　その謎が解けたのは、彼女が誤ったほうに手を伸ばして、途中で修正することがあることに私たちが気づいたときだった。彼女の動きを記録したビデオを見て、私たちは、こうした自己修正がかなり頻繁に起こっていることを発見した。そして自己修正をした試行では、ほとんど正解していた。実際、どちらか一方に一気に手を伸ばした試行だけを調べると、成績はチャンスレベルまで下がった。それでは、この課題ではなにが起こっていたのだろうか？　私たちは、彼女がどちらか一方のブロックに手を伸ばしながら、なんらかのやり方で自分の手の形をモニターしていたに違いないと考えた。手の形が正しいと「感じ」られなければ、途中でもう一方のブロックに切り替えていた、というわけだ。つまり、彼女は自分の指の動きから得られるフィードバック情報を、自分が手を伸ばしつつあるのが正しいブロックなのかどうかを知るのに使っていた。彼女の視覚運動システムは物体の幅を計算できたが、このシステムを用いて行為を調節し、その行為から得られるフィードバック情報を用いて、正しい選択をしていたのである。ＤＦは意図的にずるをしていたのではなく、その課題を解決するためにしなければならないことをしていたにすぎない。おそらく彼女は、私たちだれもがふだん行為を途中で切り替えるときに持つ感覚に似たものを体験していた。

もし、実験室においてＤＦがこのような「裏技」を使えるとすれば、日常生活でもそれを使っている可能性は高いだろう。実際、私たちは（彼女が検査の初めからこの裏技を用いていたので）自分の動きを知ることが有効な方略だということを（無意識的にではあるが）すでに学習していたという印象を持った。このような学習は、ＤＦが自分の乏しい視覚世界に対処し始めた直後から起こっていたに違いない。こういった行動上の補償は、直面する問題に対して脳損傷患者が自然にとる方法だとも言える。だれでも、直面している問題を解決するためには、できることがあればなんでもする。自分ではどのようにそうしているかはわからないかもしれないが、うまくいくならそれをするだろう。実際ＤＦは、あとになると、こうした行動上の助けをさらに向上させ、裏技を完全に自分のものにして、その結果実際に行為する必要がなくなった。彼女は、自分の前にあるものに特定の行為を実行しているところをイメージするだけで、手がかりを得ることができるようになった。

ＤＦがこのように自分の動きを知る方略を身につけているという証拠は、模写課題による研究から得られた。この課題では、私たちはＤＦに、別の紙に書かれた線分を模写して、線分の傾きを示すよう求めた。理論的にはこの場合もできないはずだった。実際には、投入口の向きと合うように、手に持ったカードの向きを変えるのと似たようなものだからである。この本の最初のほうで紹介したように、彼女は——少なくとも最初は——この課題がまったくできなかった。しかし、そのときは述べなかったが、投入口の向きにカードの向きを合わせるという課題に対処するため、DFが裏技を身につけるのにそれほど時間はかからなかった。その裏技は、いま述べた図形をつかむ課題で見られた自己修正方略とほぼ同じものだった。DFは、密かに「ルールを破り」、所定の場所でカードの向きを変えるのではなく、投入口に投函するときのように、カードをほんのわずか投入口のほうに動かしたのである。彼女はおそらく、この投函運動を始めることで視覚運動システムを用いていた。このようにして、彼女は投入口の向きにカードを合わせることができ、その角度を投入口の向きに関する自分の「知覚報告」にしていた。この場合にも、ずるをしようという意図はなかった。それは、私たちだれしもと同じように、うまくやりたいという一念だった。これが、与えられた課題——投入口の向きにカードの向きを合わせるという課題——をもっともうまく解決できるやり方だった。ある意味で、それは彼女にとって、その課題を実行するのに完全に妥当な方略だった。しかし、私たちの多くにとって、この課題を行なうもっとも自然な方法は、DFが用いることができないもの——投入口が実際にどのように見えているかという視覚体験——を用いることである。

したがって、線を模写するときにも、可能なら同じような方略を用いるだろうと考えるべきだった。そしてもちろん、私たちが少なくともそうしないようにと彼女に言うまでは、実際そうしていた。彼女がしていたのは、提示されたそれぞれの線分を空中で「なぞり」、次に鉛筆を持って紙の上に同じ動きをするというものだった。その結果、彼女が描いたものは、予想されたものよりはるかに正確だった。ところが、ＤＦは、空中でなぞるのを止めるのに同意した後も、偶然とは思えないほど上手に線を描いた。これをどう理解したらよいか考えるなかで、私たちは、描くときの動きがふつうの模写とは異なることに気づいた。ＤＦはまず、別の紙の上に鉛筆をおいた状態で、もとの線分を数秒間注視し、次に一気に線分を書き上げたのである。あとから、彼女は、自分がどうやっていたかを告白した。線分を空中でなぞるのではなく、紙の上に鉛筆をおいたまま、そうしているところをイメージしたのだった。そして、イメージした動きが心から消えてしまわないうちに、一気に線分を書き上げた。この方略には数秒かかるようだったので、線分を提示後すぐに模写するように頼めば、動きのイメージを生成するだけの時間がないはずだと私たちは考えた。結果は劇的だった。ＤＦの描いた線分は今度はランダムで、彼女に提示した線分とは一貫した関係がまったく見られなかった。そのとき彼女にできることは、推測することだけだった。なぞる動きを自分がしているのをイメージする時間があるときだけ、もとの線分に合致した線分を描くことができた。

こうした興味深い方略において、ＤＦは、自分が見ることができるものではなく、自分がすることができるものについて教えてくれた。つまり、彼女は、知覚を向上させるのではなく、損傷を受けていない背側経路の視覚運動システムを用いて、知覚に代わるものを向上させていたのだ。これによって、彼女は、自分に示された問題に正しく答えることができた。知覚をまったく用いることなく、知覚の検査用に作られた問題に答えていた。

脳損傷患者をいつも検査している経験を積んだ臨床家ならよく知っていることだが、ここには教訓がある。患者が検査に合格したからと言って、検査を考案した側の意図通りに実行しているとは限らないのだ。古い諺にもあるように、「ネコの皮をはぐ方法はひとつではない（ものごとのやり方には何通りもある）」。もっとも明らかな方法で問題を解決できないとしても、別のそれほど明らかでない方法でそれを解決しようとするのは、ヒト（そして動物）の持つ自然できわめて有効な傾向である。実際、これは、神経学的なリハビリの大きな基礎のひとつである。療法士は、患者の障害を迂回するルートを見つけようとする。これには特殊な訓練を必要とする場合も多いが、何年もかけて患者自らがそういった方略を身につける場合もある。DFはその典型的な例である。

物体の形の知覚をふつうは必要とする日常的な問題に対処するには、DFは、これまで述べてきたような方略に頼らなければならない。形を処理する腹側経路が脳損傷によって完全に壊れているからである。第5章で述べたように、私たちは、最近ウェスタン・オンタリオ大学のトム・ジェイムズとジョディ・カルハムと共同で脳の機能画像の研究を行ない、腹側経路が損傷しているという客観的な確証を得た。この共同研究では、大学内のロバーツ研究所にある4テスラという強い磁力を持つMRI装置を用いた。これらの研究によって、DFの視覚システムの構造だけではなく、実際の機能についても、これまでより詳しく調べることができた。一連の系統だった脳スキャンを行なうために、DFには一度ならず数度にわたって、磁石内に長時間いてもらう必要があった。これは、一回の測定で三十分以上も、磁石の穴のなかという閉所に身動きさせずにいてもらわなければならないので、彼女にとっては容易なことではなかった。磁石のなかは、とくにDFのように閉所恐怖症気味の人にとっては暗く不快なだけでなく、音もすごくうるさく感じられる。DFは、持ち前の精神力でじっと耐え、不安を克服した。その結果、鮮明な脳画像を得ることができた。

私たちはまず、彼女の脳の構造の正確な計測から始め、次にどの領域が機能しており、どの領域が機能していないかを特定するために、機能画像を用いた。まず最初に調べたのはLO野である。第5章で見たように、LO野は腹側経路にあり、物体そのもの、物体の線画や写真を提示されたときにとくに活性化する。もちろん、物体の写真を見るときには、脳は広い範囲にわたって活動する。たとえば、線分や色に選択的に反応する初期の視覚領野は、線分や色が写真のなかに含まれていれば活性化する。機能画像からこうした領域を除外するには、カラー図版8（上の図）に示したような減算法を用いる。この研究で私たちが行なったのは、（DFと視覚健常者が）実際の物体の写真を見ているときに生じる脳の活動パターンから、同じ物体の構成要素をばらばらに配置した写真を見ているときの脳の活性化パターンを引き算することであった。こうした二つの異なる写真によって生じる脳の活動の違いは、実際の物体の処理に関する領域を示しているはずであり、DFの場合には、活動パターンが正常かどうかを示していることになる。

実験に参加した統制群の視覚健常者の脳では、予想通り、一貫してLO野に活性化が見られた。この活性化領域は、DFの脳での損傷部位とかなりよく対応していた（カラー図版7の上の図）。健常者群の脳の活性化領域を、DFの脳の断面に重ね合わせてみると（カラー図版7の下の右の図）、その対応関係がさらに明瞭になった。この活動は、彼女の損傷した両側の脳領域に一致した。これを確認するために、同様の減算法を用いてＤＦの脳の活動パターンを調べたところ、線画と構成要素をばらばらに配置した画像を見たときの活動パターンには、機能画像では違いが見られなかった（カラー図版7の下の左の図）。何年も前に行なわれた最初の検査で推測された通り、彼女の脳は、視覚システムの初期段階では、線分やエッジの存在を検出できるが、腹側経路に損傷があるために、これらの要素を一緒にして「全体」を知覚することができないのだ。

しかしすでに述べたように、ＤＦは物体の色や視覚的テクスチャーを手がかりにして物体を認識することができる。それゆえ、色のついた物体の写真を提示したときには、同じ写真をばらばらにした場合と比較して、ＤＦの脳がかなり活性化したということを知っても、あまり驚かなかった。この活性化領域は、（損傷のひどい）ＬＯ野ではなく、腹側経路内の近接した領域に位置していた。視覚健常者群でも、これと同じ領域がある程度は活性化したが、それよりはＬＯ野のほうが強く活性化した。ＤＦでは、ＬＯ野以外で活性化した領域は、物体そのものではなく、物体を構成する表面の特徴の処理に関連している可能性がある。このことから、ＤＦがどのようにして物体の色やほかの表面特性を知覚しているか（そうした表面から構成される物体を知覚できないのに）を説明できるかもしれない。とはいえ、これらの領域が、視覚健常者の脳が通常は行なっていないようなことを行なうようになった可能性もある。

ＤＦの背側経路を調べてみると、腹側経路とはまったく逆の結果が得られた。ここで初めて私たちは、損傷があると考えられる視覚脳の部位ではなく、正常に機能していると思われる部位を検討した。私たちは、ジョディ・カルハムが考案した装置を用いて、磁石内にいるＤＦに小さなブロックを提示し、手を伸ばしてそれをつかむときに、彼女の脳のどの領域が活性化するかを特定した。また、これらの領域が健常者が同じ課題を実行するときに活性化する領域とどのように対応するかも検討した。結果は、これまでの私たちの推測を裏づけるものだった。すなわち、健常者とまったく同じように、DFの脳はAIP野（前部頭頂間溝領域）が活性化した。前の章で述べたように、ヒトの背側経路のこの領域は、同じような位置にあるサルのAIP野にほぼ対応しているようであり、サルではこの領域は、つかむという動作の視覚的制御と密接に関連していることが知られている。

これらの脳機能画像研究によって、行動的な検査結果から推測されていたことが確認されるとともに、それがより明確になった。このことは、脳損傷患者の神経心理学的な研究を体系立てて行なうことの重要性を示している。DFの症例では、障害のある視覚能力とない視覚能力のパターンが、脳機能画像によって明らかにされた腹側経路と背側経路の脳の活動パターンにぴったり重なる。このように見てくると、DFに関して私たちが得た結果全体は、損傷を受けた脳機能の回復を反映しているのではなく、正常に機能している脳領域、とくに背側経路をうまく利用するようになったことを反映している。このように彼女は、貧弱な視覚世界のなかでできるかぎり充実した生活を送れるように、自分が直面する難題をうまく乗り切ることができるのである。要するに、彼女の脳は、主要な構成要素のひとつを失っても、脳自体の制御に関して大規模な再編成を行なうことによって、その損傷に適応している。反則で退場者の出たアイスホッケーチームのように、損傷した脳は、新たなチーム構成を作り上げなければならない。もし脳がそれを作り上げるなら、アイスホッケーチームと同様、直面する問題の多くにうまく対処することができるだろう。

もしDFが脳に損傷を受けたのが思春期前の若いときだったら、状態はこれとはまったく違ったものになっていただろう。そのときなら、脳はまだ発達の途上にあり、ある程度の可塑性があるからである。そのような場合、損傷部位を迂回したり、通常であればほかの目的のために用いられるはずの経路を代用するといったことが起こる。だが不幸なことに、彼女の脳損傷はそうした時期を過ぎてから起こった。これに対して、私たちが最近調べているもうひとりの視覚形態失認患者、セルジュ・ブランは、3歳のときに感染症にかかり、その結果脳のきわめて広い範囲を損傷してしまった。彼はDFと同様、形やパターンを認識することがきわめて困難だが、提示された絵の単純な特徴はある程度意識的に知覚している。時には、なんとかこうした特徴をまとめあげ、見ているものがなんであるかを推測することもできる。DFにはこうしたことができない。フランスのトゥールーズ大学のジャン＝フランソワ・デモネとサンドラ・レによる脳機能画像研究は、セルジュが単純な線分やエッジを知覚できるのは、完全に壊れてしまった腹側経路に代わって、頭頂皮質がその役割を担うようになったことを示している。

若い発達中の脳は、成熟した脳に比べて配線し直す能力がはるかに高いが、現在ではおとなの脳でもこうした再配線がある程度起こることがわかっている。問題は、これがどのように起こるのか、そしてそれを促進させるにはどうすればよいのかを明らかにすることである。科学者にとって、失われた脳回路を新たな回路におきかえるにはどのようにすればよいかを探る上で、損傷した脳領域に幹細胞（ニューロンを含むすべての細胞のもとになる細胞）を移植する方法は、将来的に有望なもののひとつである。また、脳の新たな連絡や経路の成長を促進する脳内物質の利用も、もうひとつの有望なもののひとつである。すべては将来の話だが、数年以内に、ＤＦに見られるような脳損傷も回復不能ではなくなり、彼女のような患者も再びまわりの世界が見え、視覚健常者が当然のことと思っている視覚的な豊かさを取り戻せるようになるというのも、まったくありえない話ではない。

要約

ＤＦは、自分の視覚障害に驚くほどうまく対処できるようになったが、行動的な検査を注意深く行なってみると、彼女の損傷した知覚システムが事故から十五年経ってもほとんど回復していないことが明らかになった。彼女は、視覚運動性の「裏技」を学習することで、形態知覚の障害を埋め合わせていた。しかし、こうしたさまざまな対処方略を用いないようにさせると、依然として物体認識の障害があることがわかった。最近ＤＦの脳を構造的ＭＲＩや機能的ＭＲＩを用いて調べたところ、それ以前に彼女に行なった行動的研究から引き出された結論がかなり明確に確証された。実際、脳構造画像から得られた証拠は、それまでと同様のことを示していた。つまり、ＤＦの腹側経路はひどい損傷を受けていたが、背側経路は比較的正常に機能していた。しかし、脳機能画像から得られた証拠は、私たちの初期の頃の推測をはるかに越える新たな情報をもたらしつつある。たとえば、腹側経路のなかの損傷を受けていない領域に顕著な活性化が見られるが、これはおそらく、情報が基本的に正常な経路を通って伝わっているか、新たな経路ができあがったかしたものだろう。これらの活性化パターンや、ＤＦがさまざまな画像や光景を見ているときに活性化がどのように変化するかをさらに調べることで、腹側経路の通常のやり方に関して新たな洞察が得られる見込みがある。と同時に、障害を回避するための新たな方略に関与する脳領域について、多くの情報が得られるかもしれない。また、長年にわたるＤＦの視覚運動のめざましい適応は、人間の持つ適応能力を強力に証拠づけている。重度の損傷に対して脳自体がどう再編成されるかについての研究は、二十一世紀の神経科学が取り組むべきもっとも重要な課題のひとつである。

Epilogue エピローグ

二つの経路それぞれが行動にどのように寄与しているかについて、私たちの理解は急速に深まりつつある。こうした理解の進展は、多方面からのアプローチがひとつに収斂した結果である。それらのアプローチはどれも、ますます洗練され、強力なものになっている。１９８８年にセント・アンドリュース大学でＤＦを調べ始めた当時は、ｆＭＲＩは知られていなかったし、ヒトの動きの計測も、解像度の高い計測法がようやく始まったばかりだった。現在では、これらの技術と方法がいっそう精密になり、経頭蓋磁気刺激法（transcranial magnetic stimulation: ＴＭＳ）など、それらを補う方法も登場している。ＴＭＳは、健常成人の脳の小領域を磁気的に刺激し、ある行動課題や知覚課題を行なっているときに、その領域を瞬間的に（一過性に）麻痺させるという方法だ。また、分子神経生物学や分子遺伝学における進展も、脳が行動――とくに学習や記憶――をどのように制御するかの研究に応用されている。たとえば現在では、新たな技能（視覚誘導性行為を含む）を獲得するときに、脳のさまざまな部位でどの遺伝子の「スイッチが入る」かを見ることも可能になっている。

この本で紹介してきた研究は、脳の理解に関して、異なる科学的アプローチが手を携え補い合うことによって、強力な洞察が得られるということを示している。ひとつの方法だけでは、脳の視覚システムがどのように働くかについてこうした説得力のある説明を得ることはできなかっただろう。実際、これまでの進展は、脳や行動の研究にとってこのような多角的なアプローチが有効であることを例証している。

これまで、多くの研究の力点は、大脳皮質の二つの視覚経路の違いにおかれ、二つの経路はどこに至るのか、なぜ二つの経路が存在するのか、どう機能するのかが明らかにされてきた。これらの研究はおもに、どちらか一方の経路に損傷を受けたDFのような患者から得られた証拠にもとづいていた。今後は、新たな研究方法を用いて、二つの経路がさまざまな視覚の側面において単独だけでなく、どのように一緒に機能するかという問題に取り組むことによって、さらに刺激的な進展が見られるだろう。

神経科学が利用できる技術がこれからどのように進展してゆくかは、予測がつかない。だが、より洗練された非侵襲的な刺激法や記録手段が用いられるようになることだけは確かだ。すでに、TMSとfMRI技術を組み合わせる方法が考案され、脳を刺激しながら機能画像を得るという実験が行なわれつつある。利用可能な装置の精度が増し、性能がよくなるにつれて、それらの方法を組み合わせることで、脳がどのように働いているかについてもっと多くのことがわかるだろう。これからの十五年間の進展は、これまでの十五年間に比べて、もっと革命的なものになりそうだ。

訳者あとがき

始まりは、1988年5月のある晴れた朝にかかってきた一本の電話だった。それは脳損傷患者DFの視覚世界につながっていた。DFとの最初の出会い、その障害の内容、検査や実験の様子、そして思いもかけない彼女の能力の数々を、本書は平易な文章で綴ってゆく。学術論文では触れられることのないDFの日常も随所に語られている。とくにいくつかのエピソード——たとえば、差し出された鉛筆をDFがつかむのを最初に目撃する場面、DFがアルプスの山道を苦もなく歩く場面など——は、驚きというだけでなく、感動的ですらある。同じ著者による『行動する視覚脳』(*The visual brain in action*. Oxford: Oxford University Press, 1995/2006) は専門家向けの珠玉の一冊として定評があるが、本書は、一般の読者向けに書かれたその姉妹編と呼べるだろう。

1960年代の末、研究者の間で話題になり始めたのは、ヒトの脳の視覚情報処理には大きく二つのシステムがあるということだった。これは、動物実験で得られた知見にもとづいていた。その後1970年代前半に、ヒトで「二つの視覚システム」の存在を示す脳損傷の例、「盲視《ブラインド・サイト》」の症例が確認され、1982年には、「二つの視覚システム」のモデルが、ミシュキンとアンガーライダーによって発表された。そのモデルでは、皮質に二つの情報の流れ、腹側経路と背側経路（これには上丘経由の情報も合流する）が仮定されていた。このモデルにより、物体は見えるがそこに適切に手を伸ばせない、いわゆる「バリント症候群」が、腹側経路は無事だったが背側経路を損傷したケースとして説明できた。また盲視も、皮質の損傷によってこれら二つの経路が損なわれたが、かろうじて皮質下の上丘が無傷で、それゆえ変化や動きがわかることがあるのだと解釈された。

こうしたなか1991年に、DFについての最初の研究報告が『ネイチャー』に発表される。DFは、形が見えないのに、それをつかむことができた。これは、バリント症候群とは逆であり、損傷を負った経路もそれとは逆であった。これによって、「二つの視覚システム」のモデルは完全に裏づけられた。DFの症例の報告は、「二つの視覚システム」を証明する最重要のピースとして、絶妙のタイミングで現われるのである。

アバディーン大学の友人が著者たちのところに電話をかけてこなかったら、あるいはその友人がイタリアに行かなかったら……。偶然が著者たちに（そしてDFにも）科学的発見をもたらしたようにも思える。しかし、偶然だけでは科学は成立しない。科学とは、遭遇した偶然、逸話、日常的に観察された出来事を実験的にテストして、形あるものにしてゆく営みである。それには、観察力と洞察力、知恵と根気が要求される。グッデイルとミルナーには、吹いてきた風をうまくとらえて、研究をさらなる高みへともってゆけるだけの用意があった（それは、彼らがそれまでに行なってきた研究からわかる）。DFについての十七年におよぶ研究の軌跡を記した本書は、そうした科学の営みのひとつの実例として読むこともできる。

グッデイル（Melvyn A. Goodale）はイギリスに生まれ、カナダで教育を受けた。１９６３年アルバータ大学を卒業したのち、１９６９年にウェスタン・オンタリオ大学で博士号（心理学）を取得した。その後イギリスに戻り、６９年から７１年までオックスフォード大学でラリー・ワイスクランツのもとで研究員をつとめ、７１年から７７年までセント・アンドリュース大学に在職した。７７年からは、母校のウェスタン・オンタリオ大学に移り、現在に至っている。１９９９年には、傑出したカナダの脳・行動・認知科学者に与えられるＤ・Ｏ・ヘッブ賞を受賞している。カナダ学士院の会員でもある。ホームページは http://www.ssc.uwo.ca/psychology/faculty/goodale/。

ミルナー（A. David Milner）は、１９６５年にオックスフォード大学を卒業したのち、６６年から７０年まで、ロンドンの精神医学研究所でジョージ・エトリンガーの研究助手をつとめ、７１年に博士号（実験心理学）をロンドン大学から得た。その前年の７０年にセント・アンドリュース大学に赴任し、その後三十年にわたって研究と教育を行ない、理学部長の要職もつとめた。２０００年からは、イングランドのダラム大学に移っている。ホームページは http://www.dur.ac.uk/psychology/staff/?id=597。

原著 *Sight unseen: An exploration of conscious and unconscious vision*（Oxford: Oxford University Press）は、２００４年に刊行された。翌年に、イギリス心理学会の優秀図書賞を受賞し、同時に、若干の修正を加え文献案内を充実させたペーパーバック版も出た。翻訳はこのペーパーバック版をもとにした。

訳出にあたっては、英語の表現について、イーエン・メギール氏（新潟大学・大学教育開発研究センター准教授）から多くのことを教示していただいた。また、相場恵美子さん（新潟大学脳研究所・言語聴覚士）には、初校全体を読んでいただき、貴重なご意見を頂戴した。新曜社の塩浦暲氏には、訳稿に丹念に目を通していただき、本書を形あるものに仕上げていただいた。三人の方々にお礼申し上げる。

2008年3月

鈴木光太郎
工藤　信雄

Further Reading 文献案内

第1章　痛ましい事故

視覚失認に関するリサウアーの古典的論文の英訳。

Shallice, T. & Jackson, M. (1988) Lissauer on agnosia. *Cognitive Neuropsychology, 5*, 153-192.（原著 Lissauer, H. (1890) Ein Fall von Seelenblindheit nebst einem Beitrage zur Theorie derselben. *Archiv für Psychiatrie und Nervenkrankheiten, 21*, 222-270.）

さまざまな視覚失認についての最新のレヴュー。

Farah, M.J. (2004) *Visual agnosia*, 2nd edition. Cambridge, MA: MIT Press/ Bradford Books.（『視覚性失認――認知の障害から健常な視覚を考える』河内十郎・福澤一吉訳（初版訳）、新興医学出版社、１９９６）

一酸化炭素を吸い込んで低酸素症になり、その結果ＤＦとよく似た障害を持つようになったＳ氏に関する二つの古典的論文。

Benson, D.F. & Greenberg, J.P. (1969) Visual form agnosia: a specific deficit in visual discrimination. *Archives of Neurology, 20*, 82-89.

Efron, R. (1969) What is perception? *Boston Studies in the Philosophy of Science, 4*, 137-173.

第2章　見えないのにできる

ＤＦの保持している視覚能力と損なわれた視覚能力を詳述した初期の論文。

Milner, A.D., Perrett, D.I., Johnston, R.S., Benson, P.J., Jordan, T.R., Heeley, D.W., Bettucci, D., Mortara, F., Mutani, R., Terazzi, E., & Davidson, D.L.W. (1991) Perception and action in 'visual form agnosia'. *Brain, 114*, 405-428.

Goodale, M.A., Milner, A.D., Jakobson, L.S., & Carey, D.P. (1991) A neurological dissociation between perceiving objects and grasping them. *Nature, 349*, 154-156.

この分野の開拓者、ジャヌローによる行為の視覚的制御についての古典的説明。

Jeannerod, M. (1986) Mechanisms of visuomotor coordination: a study in normal and brain-damaged subjects. *Neuropsychologia, 24*, 41-78.

第3章　行為のための視覚が機能しないとき

視覚運動失調をはじめて報告したルドルフ・バリントの古典的論文。モニカ・ハーヴェイによる翻訳。

Harvey, M. (1995) Translation of 'Psychic paralysis of gaze, optic ataxia, and spatial disorder of attention' by Rudolph Bálint. *Cognitive Neuropsychology, 12*, 261-282.（原著 Bálint, R. (1909) Seelenlähmung des 'Schauens', optische Ataxie, räumliche Störung der Aufmerksamkeit. *Monatsschrift für Psychiatrie und Neurologie, 25*, 51-81.）

視覚運動失調の本質が明らかになったのは、バリントの最初の事例報告から約八十年後に次の論文が出たことによる。

Perenin, M.-T. & Vighetto, A.（1988） Optic ataxia: a specific disruption in visuomotor mechanisms. 1. Different aspects of the deficit in reaching for objects. *Brain, 111*, 643-674.

視覚誘導性の行為の神経学的基盤に関する研究の包括的レヴュー。視覚運動失調患者に見られる手を伸ばしてつかむ行為の障害についても述べている。

Jeannerod, M.（1997） *The cognitive neuroscience of action*. Oxford: Blackwell.

第４章　視覚の起源——モジュールからモデルへ

デイヴィッド・イングルは、下等脊椎動物にも並列的で独立した視覚運動システムがあることについて、説得力のある証拠を示している。

Ingle, D.（1973） Two visual systems in the frog. *Science, 181*, 1053-1055.

脳の進化が詳しく論じられている（イラストもきれいだ）。

Allman, J.M.（1999） *Evolving brains*. New York: Scientific American Library.（別冊日経サイエンス１３３『進化する脳』養老孟司訳、２００１）

霊長類の視覚システムの生理学と解剖学に関する、ゼキならではのすばらしい解説。

Zeki, S.（1993） *A vision of the brain*. Oxford: Blackwell Scientific Publications.（『脳のヴィジョン』河内十郎訳、医学書院、１９９５）

それぞれ、サルの腹側経路と背側経路についての最近の研究の詳しい解説。

Tanaka, K.（1996） Inferotemporal cortex and object vision. *Annual Review of Neuroscience, 19*, 109-139.

Anderson, R.A. & Buneo, C.A.（2003）Sensorimotor integration in posterior parietal cortex. *Advances in Neurology, 93*, 159-177.

背側経路と腹側経路の分業体制についての詳しい説明。２００６年のものは第2版。
Milner, A.D. & Goodale, M.A.（1995/2006）*The visual brain in action*. Oxford: Oxford University Press.

The visual brain in action の要約は、次のウェブサイトでも見ることができる。
http://psyche.cs.monash.edu.au/v4/psyche-4-12-milner.html

第５章　経路のなかはどうなっているか？

マーサ・ファラーの近著。腹側経路やほかの脳領域の損傷によって生じる高次の知覚障害についてのすぐれた概説書。
Farah, M.J.（2004）*Visual agnosia*, 2nd edition. Cambridge, MA: MIT Press/Bradford Books.（『視覚性失認——認知の障害から健常な視覚を考える』河内十郎・福澤一吉訳（初版訳）、新興医学出版社、１９９６）

神経学や神経心理学の文献に登場する選択的知覚障害の事例研究を集めたもの。
Humphreys, G.W.（ed.）（1999）*Case studies in the neuropsychology of vision*. London: Psychology Press.

モスコヴィッチらによる、チャールズ・Kについての論文。チャールズ・Kは視覚物体失認患者だが、イメージ能力と顔の認識は損なわれていない。
Moscovitch, M., Winocur, G., & Behrmann, M.（1997）What is special about face recognition? Nineteen experiments on a person with visual object agnosia and dyslexia but normal face recognition. *Journal of Cognitive Neuroscience, 9*, 555-604.

顔の知覚全般についての解説。

Bruce, V. & Young, A.W. (1998) *In the eye of the beholder: the science of face perception*. Oxford: Oxford University Press.

ｆＭＲＩによって明らかにされた、ヒトの背側経路と腹側経路の構造と機能についてのレヴュー。

Culham, J.C. & Kanwisher, N.G. (2001) Neuroimaging of cognitive functions in human parietal cortex. *Current Opinion in Neurobiology, 11*, 157-163.

Grill-Spector, K. (2003) The neural basis of object perception. *Current Opinion in Neurobiology, 13*, 159-166.

Malach, R., Levy, I., & Hasson, U. (2002) The topography of high-order human object areas. *Trends in Cognitive Sciences, 6*, 176-184.

ｆＭＲＩがさまざまな心理学的現象の研究にどのように用いられているかについてのすぐれた解説書。

Huettel, S.A., Song, A.W., & McCarthy, G. (2004) *Functional magnetic resonance imaging*. Sunderland, MA: Sinauer Associates.

盲視の第一人者、ワイスクランツによる盲視とそれに関連する障害についての解説書。

Weiskrantz, L. (1990) *Blindsight: a case study and implications*. Oxford: Oxford University Press.

Weiskrantz, L. (1997) *Consciousness lost and found: a neuropsychological exploration*. Oxford: Oxford University Press.

いまは亡きキイス・ハンフリーは、知覚のための視覚と行為のための視覚を区別することが、ジェイムズ・J・ギブソンやデイヴィッド・マー、リチャード・グレゴリー、アーリック・ナイサーといった研究者によってこれまで出されている理論の間の橋渡しをするということを示している。その考えの一部は、次の論文に述べられている。

Goodale, M.A. & Humphrey, G.K. (1998) The objects of action and perception. *Cognition, 67*, 181-207.

「変化盲」と、それが日常の視覚体験の理解にとってどのような意味を持つのかを論じている。

Rensink, R.A. (2001) Change blindness: implications for the nature of attention. In M.R. Jenkin & L.R. Harris (eds.), *Vision and attention*, pp.169-188. New York: Springer.

私たちの行為の多くが絵画的錯視の影響を受けないという証拠を検討したレヴュー。

Goodale, M.A. & Westwood, D.A. (2004) An evolving view of duplex vision: separate but interacting cortical pathways for perception and action. *Current Opinion in Neurobiology, 14*, 203-211.

Goodale, M.A., Westwood, D.A., & Milner, A.D. (2004) Two distinct modes of control for object-directed action. *Progress in Brain Research, 144*, 131-144.

Milner, A.D. & Dyde, R.T. (2003) Why do some perceptual illusions affect visually guided action, when others don't? *Trends in Cognitive Science, 7*, 10-11.

知覚の恒常性を含む知覚心理学のすぐれた入門書。

Gregory, R.L. (1997) *Eye and brain*, 5th edition. Oxford: Oxford University Press.（『脳と視覚――グレゴリーの視覚心理学』近藤倫明・中溝幸夫・三浦佳世訳、ブレーン出版、２００１）

第7章　知覚・行為・意識

二つの視覚経路の活動を統合する際には、フィードフォワード的な神経連絡だけでなくフィードバック的な神経連絡も重要な役割をはたしているようだ。こうしたフィードバック的な連絡がはたしうる役割について、興味深い説明を行なっている。

Lamme, V.A. & Roelfsema, P.R.（2000）The distinct modes of vision offered by feedforward and recurrent processing. *Trends in Neurosciences, 23*, 571-579.

眼球運動の制御に密接に関連した背側経路の脳領域が、ある物体からほかの物体へ注意を切り替えるときに、どのように重要な役割をはたしているかについての論文。

Colby, C.L. & Goldberg, M.E.（1999）Space and attention in parietal cortex. *Annual Review of Neuroscience, 22*, 319-349.

熟練した運動行為を生成する際に、腹側経路からの知覚情報が背側経路で処理された情報とどのようにして統合されるかを示す証拠についてのレヴュー。

Goodale, M.A. & Haffenden, A.M.（2003）Interactions between the dorsal and ventral streams of visual processing. *Advances in Neurology, 93*, 249-267.

ノーベル賞受賞者であるフランシス・クリックは、科学者としての後半生を意識の神経学的基礎の探求に捧げた。この問題に対する彼のアプローチの片鱗は、昔からの共同研究者であるクリストフ・コッホとの共著論文にうかがうことができる。

Crick, F. & Koch, C.（2003）A framework for consciousness. *Nature Neuroscience, 6*, 119-126.

クリストフ・コッホは、この問題について明快に論じている。

Koch, C. (2003) *The quest for consciousness: a neurobiological approach*. California: Roberts and Company. (『意識の探求――神経科学からのアプローチ（上・下）』土谷尚嗣・金井良太訳、岩波書店、２００６)

サルでの脳のなかの神経活動と知覚体験の間の対応関係を調べる上で、実験的手法をどのように用いることができるかを示した論文。ニコス・ロゴテティスは、単一ニューロンの記録法と巧妙な実験心理学的方法を組み合わせることで、腹側経路の高次領域の神経活動が視覚的意識と直接関係していることを明らかにした。

Logothetis, N.K. (1998) Single units and conscious vision. *Philosophical Transactions of the Royal Society of London B: Biological Sciences, 353*, 1801-1818.

チャルマーズは、意識の性質を論じている影響力のもっとも大きな哲学者のひとりである。どちらの論文も、彼の考えが明確に示されている。

Chalmers, D.J. (1995) Facing up to the problem of consciousness. *Journal of Consciousness Studies, 2*, 200-219.

Chalmers, D.J. (2004) How can we construct a science of consciousness? In M.S. Gazzaniga (ed.), *The cognitive neuroscience 3*. Cambridge, MA: MIT Press.

第８章　ＤＦの日常――その後の十五年

私たちは、ＤＦが知覚課題を行なう際にいくつかの方略を用いていることを発見した。次の論文はそれを詳細に述べたもの。

Murphy, K.J., Racicot, C.I., & Goodale, M.A. (1996) The use of visuomotor cues as a strategy for making perceptual judgements in a patient with visual form agnosia. *Neuropsychology, 10*, 396-401.

Dijkerman, H.C. & Milner, A.D. (1997) Copying without perceiving: motor imagery in visual form agnosia. *Neuroreport, 8*, 729-732.

ＤＦの脳の損傷したシステムと正常に機能しているシステムをｆＭＲＩによって調べた最初の研究。

James, T.W., Culham, J.C., Humphrey, G.K., Milner, A.D., & Goodale, M.A.（2003）Ventral occipital lesions impair object recognition but not object-directed grasping: an fMRI study. *Brain, 126*, 2463-2475.

引き続く研究で、私たちは、ＤＦが損なわれていない色やテクスチャーの知覚能力によって砂浜や森や都市などの風景を区別できることを見出した。これらの情報は、彼女の海馬傍回場所領域――彼女が負った腹側経路への損傷から免れた領域――を十分に活性化させることができるようだ。

Steeves, J.K., Humphrey, G.K., Culham, J.C., Menon, R.S., Milner, A.D., & Goodale, M.A.（2004）Behavioral and neuroimaging evidence for a contribution of color and texture information to scene classification in a patient with visual form agnosia. *Journal of Cognitive Neuroscience, 16*, 955-965.

私たちがかなり詳しく検査することのできたもうひとりの視覚形態失認患者、「セルジュ・ブラン」について述べた論文。彼は、幼い子どもの時からそのような障害を持っているという点でＤＦとは異なる。

Le, S., Cardebat, D., Boulanouar, K., Henaff, M.A., Michel, F., Milner, A.D., Dijkerman, H.C., Puel, M., & Demonet, J.F.（2002）Seeing, since childhood, without ventral stream: a behavioral study. *Brain, 125*, 58-74.

体験が私たちの脳をどのように形作るのか、また体験をどのように脳損傷患者のリハビリに役立てることができるのかを明快に述べている。

Robertson, I.H.（1999）*Mind sculpture: unlocking your brain's untapped potential*. New York: Fromm International.（『なぜ月曜日は、頭が働かないのか――心が、脳を「変える」』今井幹晴訳、澤口俊之監訳、朝日出版社、２００３）

Index 索　引

◆か行

◆さ行

◆た行

◆な行

◆は行

◆ま行

◆や行

◆ら行

◆わ行

訳者紹介

鈴木光太郎（すずき・こうたろう）
1985年東京大学大学院人文科学研究科博士課程中退。現在，新潟大学人文学部教授（実験心理学）。著書に『オオカミ少女はいなかった』，『動物は世界をどう見るか』（以上，新曜社），訳書にシェパード『視覚のトリック』，ソルソ『脳は絵をどのように理解するか』，ニニオ『錯覚の世界』（以上共訳，新曜社），ボイヤー『神はなぜいるのか？』（共訳，NTT出版），モーガン『アナログ・ブレイン』（新曜社）などがある。

工藤信雄（くどう・のぶお）
1991年東北大学大学院文学研究科博士課程満期退学。現在，新潟大学人文学部准教授（応用・実験心理学）。訳書にフィンドレイとギルクリスト『アクティヴ・ビジョン――眼球運動の心理・神経科学』（共訳，北大路書房）がある。

新曜社 もうひとつの視覚
〈見えない視覚〉はどのように発見されたか

初版第1刷発行 2008年4月20日©
初版第4刷発行 2010年2月20日

著　者 メルヴィン・グッデイル
　　　　デイヴィッド・ミルナー
訳　者 鈴木光太郎
　　　　工藤信雄
発行者 塩浦　暲
発行所 株式会社新曜社
〒101-0051 東京都千代田区神田神保町2－10
電話(03)3264-4973(代)・Fax(03)3239-2958
E-mail: info@shin-yo-sha.co.jp
URL http://www.shin-yo-sha.co.jp/

印刷 銀河
製本 難波製本
Printed in Japan
ISBN978-4-7885-1103-3 C1011